摩訶般若波羅蜜多心経

観自在菩薩行深般若波羅蜜多時照見五
蘊皆空度一切苦厄舎利子色不異空空不
異色色即是空空即是色受想行識亦復如
是舎利子是諸法空相不生不滅不垢不浄
不増不減是故空中無色無受想行識無眼
耳鼻舌身意無色声香味触法無眼界乃至

一日一行のなぞり書きとプチ瞑想ではじめる

自律神経を整える写経 般若心経

巻頭口絵

自律神経って、何？

目で見たり触って確認したりして確かめることのできない自律神経は、
私たちの心と体に大きな影響を及ぼしています。
ストレスの多い現代、自律神経を整えて、
心身共に健やかにすごすにはどうしたらよいのでしょう。

自律神経について教えて！

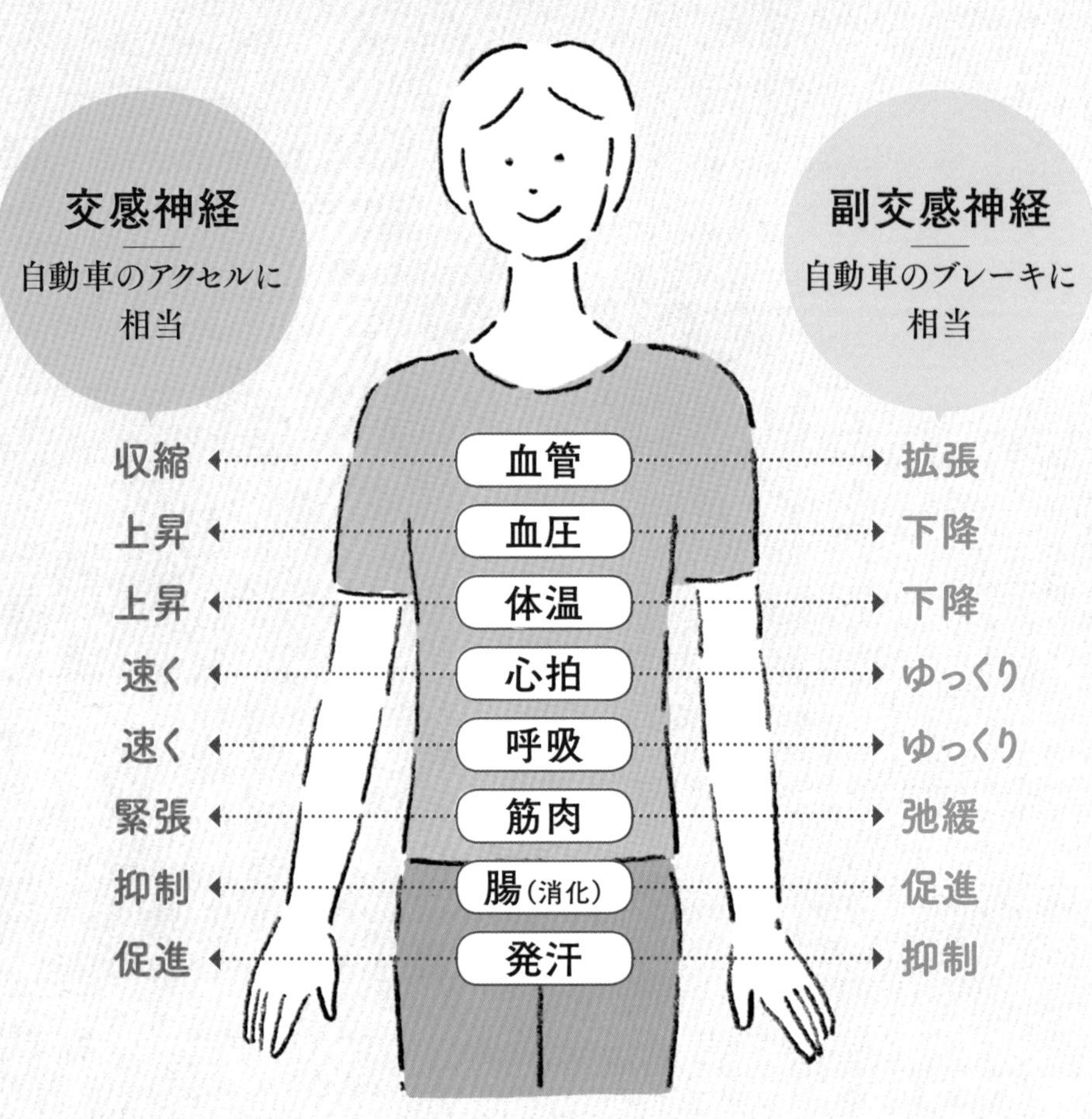

自分の意図では動かせない体の機能を調整しています

内臓を動かす、血液を流す、栄養を吸収する、汗をかく……。このような体の機能を、自分の意思とは関係なく調整しているのが自律神経です。緊張すると手足が冷えるのは、自律神経の働きにより末梢血管が収縮して血液の流れが悪くなるから。逆に、リラックスしてくると手足がポカポカするのは、自律神経の働きにより末梢血管が開くからです。私たちがのんびり寝ている間も、心臓は適切なペースで拍動しています。これも、自律神経が休まず働いてくれているおかげなのです。また、自律神経はメンタルにも影響を与えます。

自律神経には交感神経と副交感神経があります。交感神経は、身体が活動的になっているときや、ストレスがあるときに活発になります。副交感神経はリラックスしているときや眠っているときなど、休息モードのときに優位になります。

自律神経が乱れると……

《自律神経の乱れをチェック》

下記の項目が1つでも当てはまる場合は、
自律神経のバランスが乱れている可能性があります。

体

- □頭痛がする
- □めまいがする
- □ときどき動悸が激しくなる
- □食欲がない
- □よく下痢をする
- □よく便秘をする
- □首や肩がとても凝っている
- □だるい
- □寝つきが悪い
- □朝、なかなか起きられない
- □手足がひどく冷える
- □暑くないのにほてる
- □気候や天気が変わると体調を崩しやすい

心

- □すぐにイライラしてしまう
- □なかなかやる気が出ない
- □集中できない
- □漠然としたあせりや不安を感じる
- □緊張しやすい
- □疲れをまったく感じない

※なんらかの病気が原因でこれらの症状が現れている可能性もあります。症状が続くようであれば、自己判断せず、まずは医療機関に相談してください。

自律神経の乱れが驚くほど多くの不調を招く

自律神経は、交感神経と副交感神経の二つがシーソーのようにバランスを取りながら私たちの健康を維持しています。ところが、なんらかの理由で自律神経のバランスが乱れると、心身にさまざまな不調が現れます。

過敏性腸症候群はその代表的な例。過敏性腸症候群は、胃腸の検査をしても原因となる病気が見つからないのに、下痢や便秘などの症状が続いたり、あるいは、下痢と便秘をくり返したりする病気です。

ほかに、肩こり、腰痛、頭痛、不安や不眠、過活動膀胱（ぼうこう）など、驚くほど多くの症状が自律神経の乱れと関係しています。上記の項目に一つでも当てはまるものがあり、なおかつ、病院で診療を受けても異常が見つからない場合は、自律神経の乱れが原因で不調が生じている可能性があります。写経やプチ瞑想に取り組んで自律神経のバランスを整えましょう。

自律神経はなぜ乱れるの?

ストレスやマルチタスク、情報過多などが原因です

自律神経が乱れる一番の理由はストレスです。強いストレスにさらされると脳内で興奮物質が分泌され、交感神経が優位に偏ります。すると、偏ったバランスをもとに戻すため、今度は副交感神経が活発になります。ストレスによって交感神経と副交感神経が激しく変動すれば、やがて心身はそれについていけなくなり、不調が生じる可能性があります。上の図の②、③、④のタイプの人はストレスをためやすいといえますので、注意しましょう。

複数の作業を同時にこなす「マルチタスク」や、携帯電話やソーシャルメディアの普及による「情報過多」も問題です。マルチタスクを行ったり、膨大な量の情報を処理したりするたびに、脳は莫大なエネルギーを消費します。自律神経の中枢部も脳にありますから、脳疲労によって自律神経が乱れるのはよくあることなのです。

《ストレスをためやすいタイプとは?》

「気づき」とは、自分や他者の心身の状態、周囲の状況に気づくこと。「受容性」とは自分のことや他人のこと、今の状況をあるがままに受け止めることです。

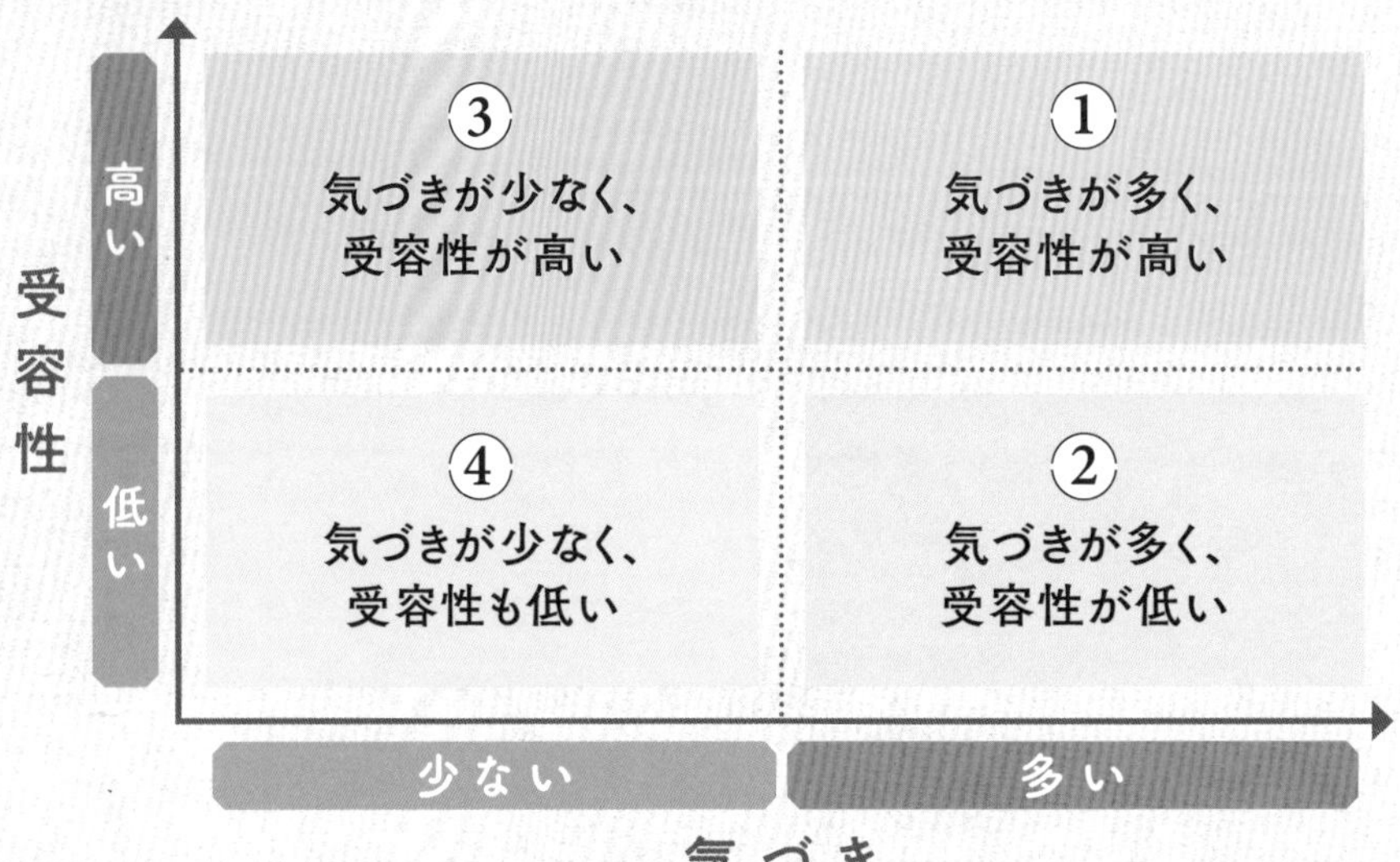

①のタイプ：ストレスがあってもすぐに気づき、またそれを穏やかに受け入れることもできるので、ストレス耐性は高い
②のタイプ：ちょっとしたことでも真に受けすぎてストレスをためてしまう
③のタイプ：ストレスをためていることに気づきにくく、急に不調に陥ってしまう
④のタイプ：失敗に気づきにくく、そのため失敗をくり返してしまい、ストレスがたまってしまう

自律神経が「整う」とは？

《 バランスのよい自律神経 》

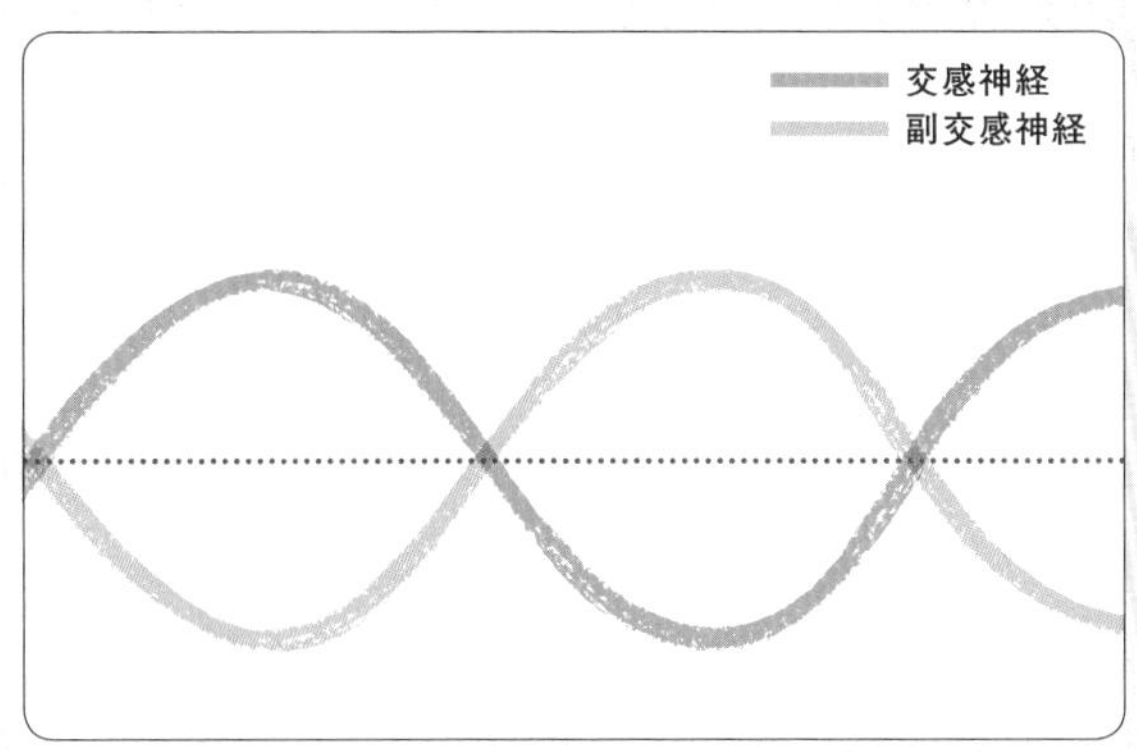

交感神経と
副交感神経が
適度に揺らいだ
状態

《 バランスの悪い自律神経の例 》

交感神経が
活性化されすぎると
イライラしやすく、
副交感神経が
活性化されすぎると
やる気が出ない

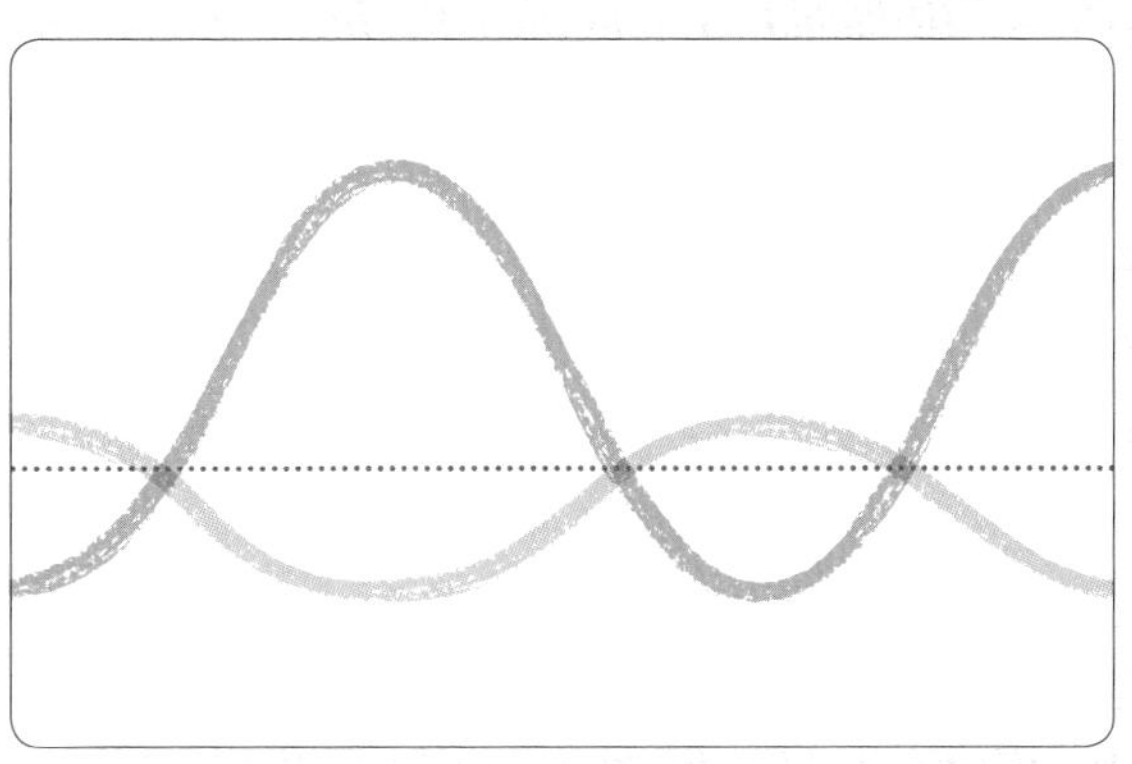

交感神経と副交感神経が適度に揺らいでいる状態です

心身を健やかに保つには自律神経を整えることが大切ですが、「自律神経を整える」とは、「交感神経と副交感神経をフラットな状態にする」ことでも、「副交感神経だけを活性化する」ことでもありません。自律神経は、交感神経と副交感神経という正反対の働きをする二つの神経が、交互に切り替わりながら生命活動を維持しています。交感神経と副交感神経がフラットな状態になってしまったら、身体は正しく機能することができません。一方、どちらかだけが活性化されすぎると片方が十分に機能できず、心身になんらかの異常が出ます。

大切なのは、交感神経と副交感神経が「適度に揺らいでいる状態」にすること。これが、自律神経が整っている状態なのです。自律神経のバランスを整える具体的な方法は6～11ページで紹介しています。写経と合わせてぜひ実践しましょう。

自律神経の整え方 平日編

バランスのいい自律神経は良質な睡眠から

自律神経と睡眠は密接に関わっています。そのため、自律神経が乱れると、「なかなか寝つけない」「ぐっすり眠れない」など、睡眠に関してなんらかの悩みを抱えがちです。自律神経のバランスが整えば良質な睡眠がとれるようになり、睡眠によって脳と身体を正しく休めることができれば、自律神経の乱れは自然と改善されます。

良質な睡眠をとるためには、朝起きたらカーテンを開けて日光を浴びることが肝心です。日光を浴びると副交感神経を優位にさせるメラトニンという睡眠ホルモンの分泌が止まり、交感神経が立ち上がります。起床のタイミングで交感神経が活発になれば、夕方以降には自然と副交感神経が優位になります。そして、朝

自律神経を整える1日のすごし方

＝ 6:00 ＝

朝起きたら日光を浴びよう

くもりや雨の日でも、実は光量は十分です。しっかり浴びて1日のスタート！

＝ 6:30 ＝

軽く体を動かして体を目覚めさせる

時間があれば、ストレッチやヨガなどで体を軽く動かしましょう。

＝ 7:30 ＝

朝食で体にエネルギーチャージ

食事には体内時計をリセットして、体を活動モードにする働きがあります。

＝13:00＝

昼食後は昼寝（午睡）を

昼食後、15～30分の昼寝（午睡）をすると疲労回復に役立ちます。夜の睡眠の質も上がります。

に光を浴びてから14〜16時間後に、再びメラトニンが分泌され、眠気が訪れます。

寝る前のすごし方も重要です。夕方以降にジムに通ったりランニングをしたりする人もいると思いますが、夜間に激しい運動をすると交感神経が優位になり、ベッドに入ったのに頭が冴えてなかなか寝つけない……などということになりかねません。夜の運動はストレッチ程度にしておきましょう。就寝前に熱いお湯に浸かるのも逆効果です。就寝前の入浴は38〜39度の低温浴がおすすめ。冬場でも40度までにしておきましょう。湯温が高すぎると交感神経が活発になり、質のよい睡眠から遠ざかってしまいます。

また、横になってからスマートフォンやタブレットを操作するのが習慣になっていませんか？　画面から出るブルーライトには交感神経を刺激して、メラトニンの分泌を抑制する働きがあるため、良質な睡眠の大敵といえます。寝る1時間前にはソーシャルメディアやインターネット、ゲームはやめて、ベッドにはスマホやタブレットを持ち込まないようにしましょう。

＝15:00＝

コーヒ、お茶は15時までに

カフェインの持続効果は案外長く、15時以降に摂取すると寝つきや眠りの質が悪くなる可能性があります。

＝19:00＝

夕食は寝る3時間前までに

お腹に食べものがあるまま眠ると、消化吸収のために内臓が働き続け、安眠を妨げます。夕食が遅くなる場合は、消化の良いものを少量食べるようにしましょう。

＝22:00＝

低温浴で心身をリラックス

38〜39度のお湯にのんびり浸かりましょう。入浴時間は寝る1〜2時間前がベスト。

＝23:00＝

お休み前は携帯電話をオフ

パソコン、携帯電話、タブレットなどは寝る1時間前にオフにするか、離れたところに置くようにしましょう。

＝24:00＝

今日も1日お疲れさまでした

さあ、朝までぐっすり眠りましょう。就寝時間、起床時間はできるだけ決まった時刻にすると、自律神経のバランスが整います。

自律神経の整え方 休日編

好きなこと、楽しいことに打ち込む時間を持とう

みなさんは休日をどのようにすごしていますか？「平日の疲れがたまって休日は何もする気が起きない」「家でずっとダラダラしている」という人も多いのではないでしょうか。

ボーッとしている時間というのは、とてもリラックスしているようで、実はそうではありません。ボーッとしているとき、私たちの脳はデフォルト・モード・ネットワーク（DMN）と呼ばれる回路が活性化して無意識にいろいろなことを考えています。DMNが働いている状態は、自動車のアイドリング状態と同じ。脳は休んでいるようで実際にはストレスがかかっており、疲れがたまっているのです。脳が疲労困憊な状態では、当然、自律神経にも支障が出ます。

ボディスキャンにチャレンジ！

「ボディスキャン」は、体の各部位に意識を向けてていねいに観察する瞑想です。自分で自分の体をCTスキャンしているイメージで行いましょう。ボディスキャンをしてみると、「実は、体はそんなに疲れていないみたいだ」と気づくこともあります。その場合は、リトリートなどで心の疲れをケアしましょう。

1. あお向けに寝て、深くゆっくりと呼吸します
2. 足の指先に意識を集中させて、どんな感じがするか感じましょう。「指がむずむずする」「足が冷たい」など、なんでもかまいません
3. お腹から腰にかけて意識を集中させて、どんな感じがするか感じます
4. ②、③と同じように、胸、肩、頭もスキャンします

DMNの働きを弱め、脳の疲れを取るには、趣味に打ち込むのが一番です。山登りでもゴルフでもヨガでもなんでもかまいません。楽しいことや好きなことに集中したほうが脳はリフレッシュできます。体を動かす気力もないほど疲れているときは、下記で紹介している「ボディスキャン」をやってみてください。34ページ以降で紹介している「プチ瞑想」に取り組むのもいいでしょう。いずれにしても、なにか一つのことに注意を向ける時間をもつのがポイントです。

リトリートやデジタルデトックスもおすすめです。リトリートとは、エネルギーが感じられたり、リフレッシュできたりする場所に身を置いて自分自身と向き合う時間をもつこと。デジタルデトックスは、携帯電話やパソコンを手放す、あるいは電源を一定時間オフにして、インターネットやソーシャルメディアから距離をおく行為をいいます。

ストレスはゼロにはできません。だからこそ、ストレスを上手に解消できる自分なりの方法をもつことは、自律神経を安定させるうえでとても重要です。

リトリートで心の疲れを癒す

リトリートに特に決まりはありませんが、あなたがエネルギーや癒しを感じられる場所で、瞑想やヨガといった、心の修養に役立つことを行うといいでしょう。川野先生が年2回、「いのちの森 水輪」(長野県長野市飯綱高原)で開催されているマインドフルネスリトリート合宿に参加するのもおすすめです。

川野先生おすすめのリトリートスポット

自然があふれていて、人々の祈りが宿っている場所は特におすすすめです。

例
- 飯綱(いいづな)高原(長野県)
- 小豆島(しょうどしま)(香川県)
- 伊勢神宮・熊野神社・出雲(いづも)大社などの寺社

マインドフルネスリトリート合宿詳細

2泊3日の合宿では、マインドフルネスの講座のほか、呼吸法、瞑想、座禅なども実施。開催時期や費用については026-239-2630（いのちの森水輪専用ダイヤル）にお問い合わせください。

自律神経の整え方

呼吸と姿勢

呼吸と姿勢を介して自律神経を整える

自律神経は、血液の流れや心臓の動き、汗など、自分で意図して動かせない機能を司っていますが、私たちが意識的に操れる機能もあります。呼吸です。リラックスしてゆっくりとした呼吸をしているとき、副交感神経が優位になります。反対に、浅く速い呼吸をしていると交感神経が高まります。これを利用すれば、呼吸によって自律神経のバランスをある程度コントロールすることが可能というわけです。「緊張したらゆっくり深呼吸をしなさい」というアドバイスには、きちんとした根拠があるのです。

緊張したときやイライラしているときは、深くゆったりとした呼吸を心がけましょう。14ページで紹介している「呼吸瞑想」もおすすめです。一方、やる気を

「火の呼吸」のやり方

ヨガで行われる呼吸法の1つ「火の呼吸」の簡易版です。交感神経を働かせる効果があります。立って行っても、座って行ってもかまいません。回数は5〜10回が目安です。

1 背すじを伸ばします

2 腹式呼吸を意識しながら、「ハッ、ハッ」と短く息を吐きます。息を吐いたとき、お腹がへこむのを感じましょう

※「火の呼吸」は、脳血管疾患、心筋梗塞、心筋症などをわずらっている方、妊娠中の方は行わないでください。
※食後すぐに行うのもさけましょう。

出したいときは、下記の「火の呼吸」を試してみてください。

　姿勢も自律神経と深く関わっています。携帯電話やパソコンを使っているとき、肩や背中が丸まり、頭が前に出ていませんか？　姿勢が悪いと深い呼吸ができず、交感神経が優位になりやすくなります。加えて、自律神経の通り道である首や背骨に負担がかかります。その結果、自律神経のバランスが乱れてしまうのです。さまざまな研究から、姿勢が丸まっていると気分が悲観的になることもわかっています。

　デスクワークをするときは、椅子にやや浅めに腰掛けて骨盤を立てましょう。背すじが伸び、頭が前に出にくくなります。机の高さは、ひじが90度になるように調整を。あわせて、こまめに姿勢をリセットする習慣をつけましょう。姿勢が崩れているのに気づいたら、体を左右に揺する「左右揺身（ようしん）」や、左右揺身と同様前後にも揺すって、体が自然に止まる位置を探してみてください。座る時間が長くなる際は、合間にストレッチなどをして軽く体を動かすとより効果的です。

デスクワークをするときの姿勢

背もたれに背中を預けず、やや浅めに腰掛けます。これだけでも、背中が丸まりにくくなります。たまに体を動かしたり、座り直したりして、姿勢をリセットすることも忘れずに。

姿勢をリセットするストレッチ

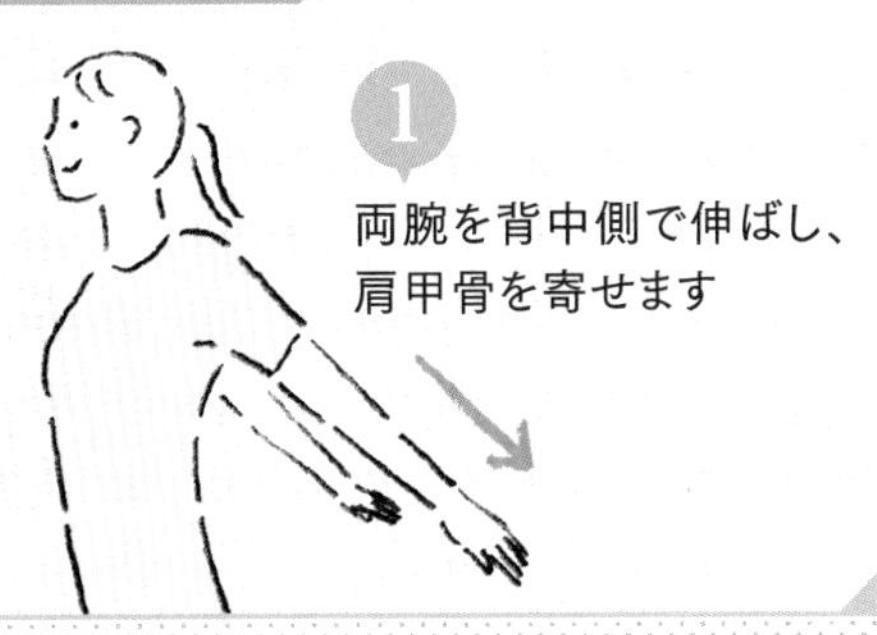

①両腕を背中側で伸ばし、肩甲骨を寄せます

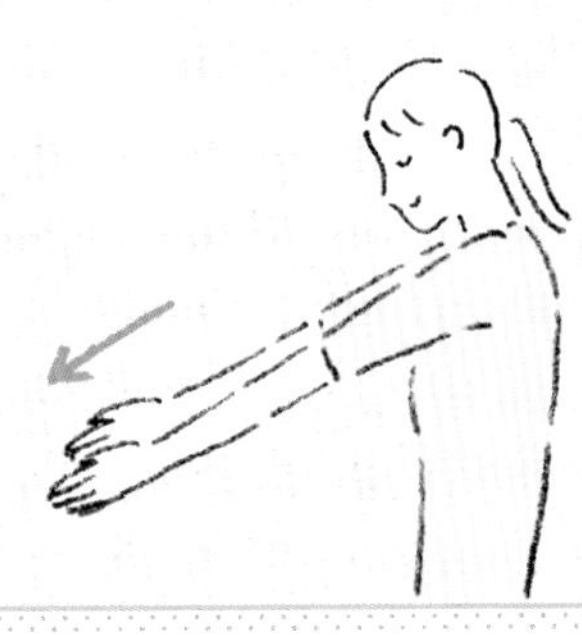

②いったん手を下ろし、両腕を前に伸ばしてあごを引きます。肩甲骨が離れるのを感じましょう。①、②を数回くり返します

写経で自律神経を整えよう

「今ここ」への集中が心のゆとりを生む

4ページでもお話ししましたが、マルチタスクを行ったり、膨大な量の情報を処理したりするたびに、脳は莫大なエネルギーを消費します。このとき、脳の「注意資源」が使われています。注意資源とは、何かに注意を向ける資源のこと。「注意力」「集中力」と言い換えてもいいでしょう。

注意資源には限りがあります。たとえば、スマホで動画を見たり、本を読んだりしながらランチをとると、献立や料理の味はほとんど印象に残りません。これは、注意力や集中力が動画視聴や読書に費やされてしまい、食べるという行為に向ける注意資源がほとんど残っていないからです。情報過多社会に生きる私たちは、普段、注意資源のほとんどを外部情

注意資源には限りがある

注意資源には限りがあり、通常は、そのほとんどが外部情報の処理に使われています。

脳は外部情報の処理で手一杯。自分の疲れやストレスに気づく余裕がありません。

マルチタスク時や外部情報の処理

〈注意資源〉

余った資源	情報E	情報D	情報C	情報B	情報A

写経をして「今ここ」に集中すると

〈注意資源〉

余った資源	写経

注意資源にゆとりができて、心身の状態に気を遣えるようになります。

報の処理に使ってしまっています。これでは脳疲労は蓄積するばかり。さらに、注意資源が外に向けられているため、心身の状態に心を向ける余裕がありません。脳に疲労がたまり、心身に不調が表れている。でも、それに気づけないからケアもできない……。これでは自律神経が乱れるのも無理はありません。

つまり、現代人が自律神経を整えようと思ったら、「今ここ」に集中し、注意資源の浪費を抑制することも重要なのです。そして、写経にはその効果があります。写経では、日頃使わない難しい漢字や、聞き慣れない語句がたくさん出てきます。人は、慣れない行為をしている最中は自然と集中するものです。写経という一つの行為に注意資源が向けられれば脳の負担は軽くなり、自律神経の負荷も小さくなります。さらに、注意資源にゆとりが生じるため、内面に関心が向くようになり、物事を客観視する余裕も出てきます。276文字書けば終わり、という明確なゴールがあるのも写経のよさ。達成感は副交感神経の働きをアップするといわれています。

写経のメリット

脳が活性化！

文字を書くと脳が活性化されます。認知症の予防効果も期待できます。

集中力がアップ

写経をすると集中力がアップするといわれています。

「今ここ」と向き合える

慣れない語句を書いていると自然と集中するので、雑念が減ります。

達成感を得られる

書き終えた後の達成感は、副交感神経だけでなく、自分に対する肯定感も高めてくれます。

1人の時間をもてる

1人の時間をもてるのも写経のよさ。写経と向き合っている時間は、自分と向き合う時間でもあるのです。

プチ瞑想のすすめ

一つひとつの所作を意識していねいに生きる

心身が活動モードになっている日中は、交感神経が優位になっています。そこに、仕事や家事といった負荷が加わって交感神経はどんどん活発になり、ささいなことでイライラしがち。また、その反動で後ろ向きな気持ちに支配されたりもします。そんなときは写経を行い、自律神経と心を整えられたらいいのですが、時間や場所がそれを許さないこともあるでしょう。そんなときにおすすめなのがプチ瞑想です。

「プチ瞑想」は、普段の生活のなかで、わずかな時間を使ってできる簡易的な瞑想です。「瞑想なんて難しそう」と心配しないでください。プチ瞑想は、簡単にいえば「ていねいに生きること」です。お茶を飲むのなら、まずはお茶の美しい

「呼吸瞑想」

やり方はとても簡単。呼吸に集中して、意識してやる。ただそれだけです。イスや床に座って行っても、立って行ってもかまいません。時間は自由です。1分でも3分でもOKです。

1. 背すじを伸ばします。頭のてっぺんから1本の糸で吊られているようなイメージです
2. 鼻からゆっくりと息を吸って、体のなかに空気をたくさん取り込みます
3. 鼻からゆっくりと息を吐きます
4. ②、③を3回ほどくり返したら、後は自然な呼吸のリズムに任せて鼻を出入りする空気の流れか、お腹がふくらんだりへこんだりする動きに注意を向けます

色を愛で、次いで香りを楽しみます。口に含んだらその味を堪能し、のどから食道へと落ちていく感覚に集中する……。このように、一つひとつの動作をおろそかにせず、心を込めるのがプチ瞑想です。もちろん、お茶を飲むたびにプチ瞑想をするのは難しいでしょうから、最初のひと口だけ実践すれば十分です。

プチ瞑想中は呼吸が自然とゆっくりになり、交感神経が優位になりがちな人であれば副交感神経がアップします。副交感神経が優位になっている人であれば、プチ瞑想により集中力や注意力が高まり、交感神経とバランスが取れるようになります。写経と同様に、注意資源の浪費を防ぐ効果もあります。

このページでは、数あるプチ瞑想のなかでも基本となる「呼吸瞑想」と、動きながら行う「歩く瞑想」を紹介しています。また、34ページ以降でも、毎日一つずつ、プチ瞑想を取り上げています。瞑想中に雑念がわき起こってもいいのです。「雑念があるな」とただ受け止めましょう。続けるうちに雑念が減り、心身も健やかになっていきます。

「歩く瞑想」

「じっとしていると瞑想に集中できない」という人にはこちらがおすすめ。仕事の行き帰りや散歩中、トイレに行くときなどに1分間だけでも行うと、頭がリフレッシュできます。

1. 背すじを伸ばしてまっすぐに立ちます。視線は3～4メートル先に落とします
2. 片足のかかとが地面から少し浮き、そのままつま先が床から離れるのを感じます
3. ②の足をゆっくりと前へ出します
4. ②の足がかかとからゆっくり着地するのを感じます
5. 反対の足のかかとが床から浮き、つま先も床から離れるのを感じます
6. その足をゆっくりと前へ出し、かかとからゆっくり着地するのを感じます

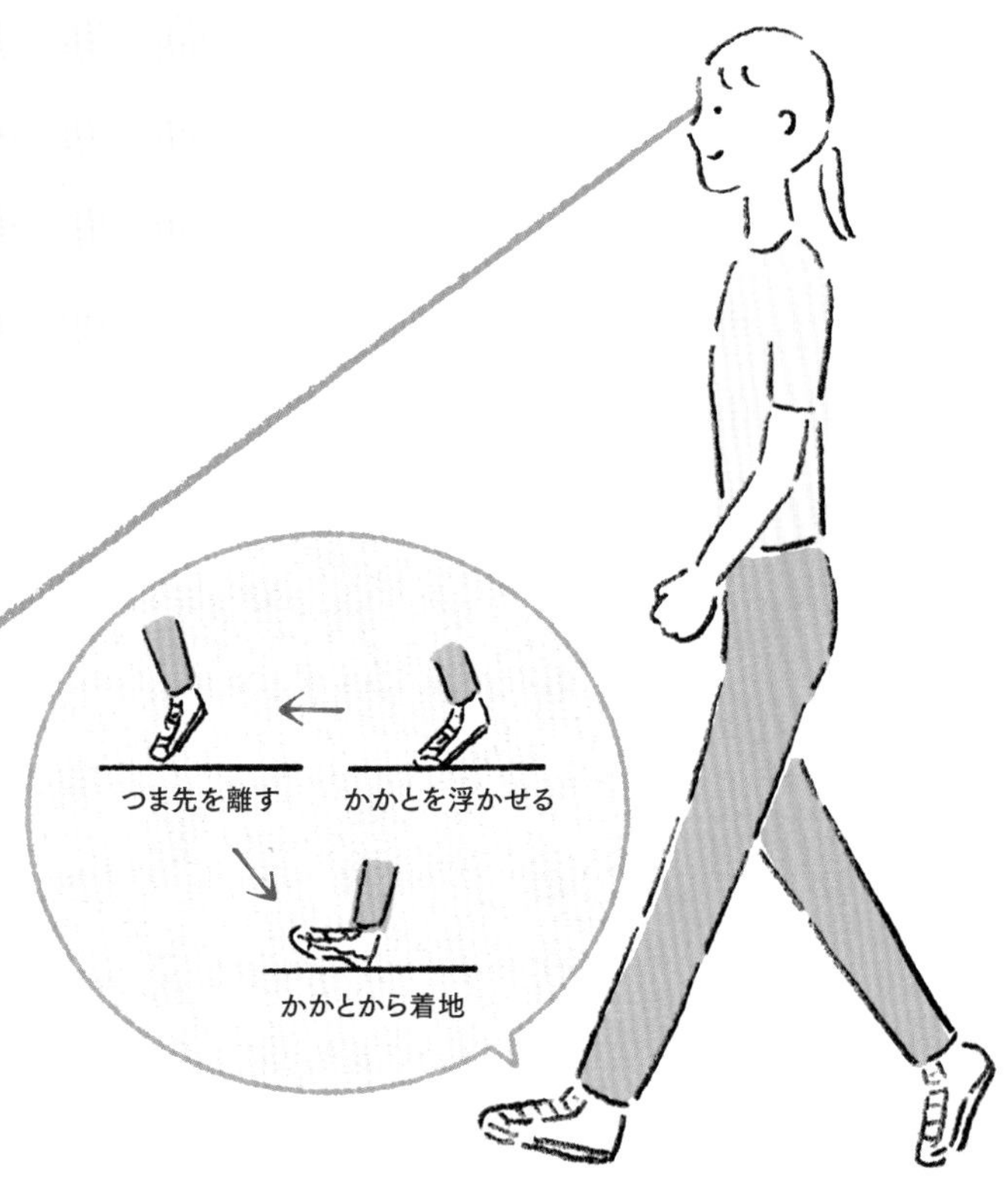

般若心経以外のおすすめの写経

四弘誓願文と延命十句観音経 二つのお経も書いてみよう

写経には、般若心経が用いられることがほとんどです。般若心経が多くの宗派で読まれていること、また、多くの人が法要などで耳にしていることが、その理由でしょう。２７６文字という文字数も、短すぎず長すぎず、集中して取り組むのにぴったりです。

ただ、「般若心経以外のお経も書写してみたい」「短い時間で書き終えられるお経を知りたい」という人もいるのではないでしょうか。そこで、このページでは「四弘誓願文」と「延命十句観音経」を紹介します。四弘誓願文は、菩薩が仏の道を歩むために立てる四つの誓いの言葉です。延命十句観音経は、江戸時代に広まった長寿や快癒祈願のためのお経です。ぜひ書写してみてください。

四弘誓願文

衆生無辺誓願度
煩悩無尽誓願断
法門無量誓願学
仏道無上誓願成

《現代語訳》

生きとし生けるすべてのものを
救うことを誓います
尽きることのない煩悩を
断ち切ることを誓います
数限りない仏の教えを
学ぶことを誓います
悟りの道に終わりはありませんが、
成し遂げることを誓います

延命十句観音経

観世音　南無仏
与仏有因　与仏有縁
仏法僧縁　常楽我常
朝念観世音　暮念観世音
念念従心起　念念不離心

《現代語訳》

観世音菩薩と仏を信じます
私たちは仏となる原因をもち、また、
仏と縁によって結ばれています
仏と、仏が説いた法と、
仏法を学ぶ僧とも縁によって結ばれています
永遠不滅で、安らぎに満ちた
清らかなる観世音菩薩よ
朝に夕に、観世音菩薩を念じます
観世音菩薩は私たちの心に表れ、
心から離れることはありません

一日一行の
なぞり書きと

プチ瞑想ではじめる

自律神経を整える写経

般若心経

精神科・心療内科医
臨済宗建長寺派林香寺住職
監修 川野泰周

書 三玉香玲

ナツメ社

はじめに

私たち人間に備わった精巧な身体調整のメカニズム、それが自律神経です。
自律神経がバランスよく働くことは、心身ともに健やかであることの表れです。
ところが人間には「感情」と「思考」という2つの異なった精神機能が備わっているため、
両者がしばしば争いを起こします。感情では嫌だと感じていても、
理性では我慢しなければならないような状況がストレスを生み、
自律神経を大きく揺さぶるためにさまざまな体調不良が引き起こされます。
マインドフルネスはこの感情を穏やかに和らげ、
ストレス自体を低減させることで自律神経の安定化をもたらしてくれる手法で、
その発祥は二千五百年も昔の仏教修行にさかのぼります。
日本は「禅」という形で、鎌倉時代から室町時代にかけて、
マインドフルネスが文化レベルにまで浸透した稀有な国です。
書道はもちろん、茶道、剣道、柔道など、
数多くの伝統文化に禅の精神が息づいています。
なかでも写経は、経典の文字を書くということに精神を研ぎ澄ます、
日本流のマインドフルネスです。
わずか276文字に大乗仏教の心髄が込められた般若心経。
「無」と「空」の2文字が幾度となく登場する不思議なお経です。
あらゆる情報が飛び交う現代社会に疲れてしまいそうなときにこそ、
丁寧になぞっていただきたいお経でもあります。
物事をいっぱいに詰め込んで隙間すらない心に、空っぽの心地よさと、
なんのこだわりもない清々しさを、少しの時間でも与えてあげませんか。

自律神経監修
川野泰周
合掌

古くから〝余白〟という〝間合い〟に敏感だった私たちの祖先たち。
自然を愛で、そこはかとない移ろいゆく季節に変化を感じ取り、
四季の繊細な機微を受け入れ、
それを独自の文化として育んできました。

古来、日本人は〝間〟を〝あわい〟と呼び、
そこに深遠なる美を見出だしていきました。
ないものを美しいとするその感覚は、
日本独自の感性といわれています。
書には、〝余白〟と〝疎密〟という表現がありますが、
それらは自然な〝調和〟がもたらす美意識であり、
とりわけ古の優れた書に見て取ることができます。

日本はあらゆるものと共存していく形態をもったことで、
高度な文字文化が生み出されていきましたが、一方で、
そこに自然の気配や息づかいをも伝えたかったという、
先人たちの確かで揺るぎない意思を見る思いがします。

歴史に思いを馳せながら、長い歳月をかけて受け継がれてきた、
書に宿る感性と美意識を感じ取ってみてください。

書道監修・手本　三玉香玲

本書の使い方

本書は、「自律神経を整える」目的で、写経を行おうというものです。
納経したり願文を書いたりといった宗教的な行為よりも、字を書いて心を鎮めることを目的としています。もっとも有名なお経『般若心経』に、ぜひ、親しんでください。

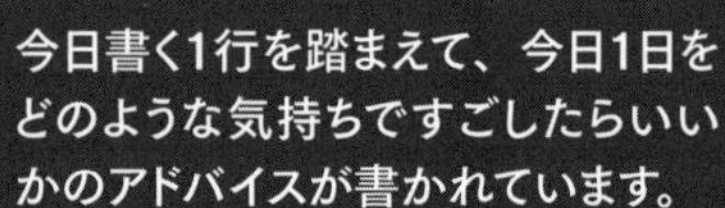

今日書く1行を踏まえて、今日1日をどのような気持ちですごしたらいいかのアドバイスが書かれています。

右には漢文読みくだしの振りがなを、左にはお経としての読み方を振っています。

本日の課題の現代語訳です。だいたいの意味をつかんでおきましょう。

川野泰周先生がおすすめするプチ瞑想です。写経とともに、1日の空き時間に気軽に行えるものを集めました。

1日目

読み方 まかはんにゃはらみたしんぎょう

摩訶般若波羅蜜多心経（まかはんにゃはらみたしんぎょう）

訳

偉大なる「智慧の完成」によって悟りを得るための、心髄となる教え

今日のひと言

初日に書くのは、「内題」といってこのお経の「題名」です。宗派によっては、「摩訶般若波羅蜜多心経」の前に「仏説」という二文字が加わることもあります。これは、「仏様が説いた」という意味です。

「波羅」は日本語では「彼岸」と訳されます。彼岸とは、悟りを得た人がたどり着ける理想の世界。一方、煩悩と苦しみに満ちたこの世を「此岸」といいます。「摩訶般若波羅蜜多心経」を書写しているうちに悩みや不安が少しでも薄れたなら、それは、心が少しだけ彼岸に近づいたのかもしれません。

今日のプチ瞑想

無心になれる！
キャベツのせん切り瞑想

「面倒」「苦手」という人も多いキャベツのせん切りは、実は、プチ瞑想にもってこい。といっても、難しいことは一切ありません。キャベツを切る包丁の感覚にしっかりと意識を向けて、あとは無心に切るだけ。「きれいに切ろう」「細かく切ろう」と思わなくていいのです。ほかに、納豆をかきまぜる、大根をすりおろすといった作業もプチ瞑想向きです。

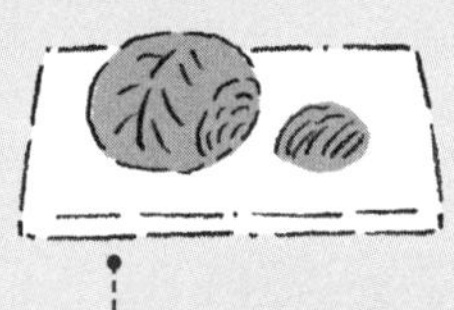

34

本書の狙いは写経を通じて自律神経を整えることにあるため、より書きやすさを求めて、なるべく現代、よく使われている字体を採用しています。

一日一行のなぞり書きとプチ瞑想ではじめる

自律神経を整える写経 般若心経 ◎ 目次

1日1行なぞり書き 般若心経

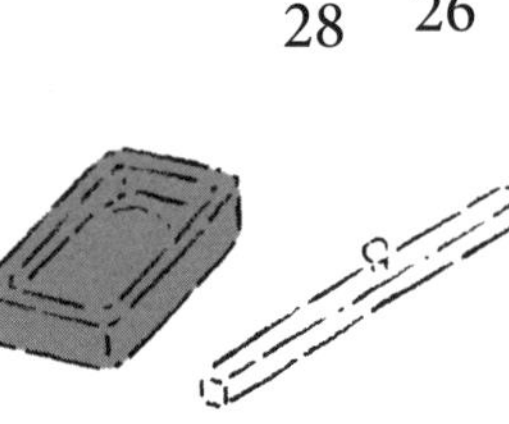

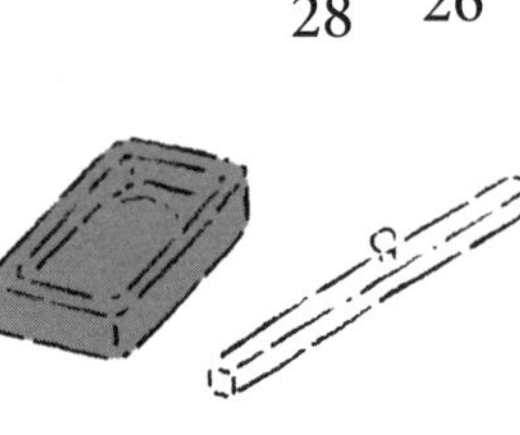

自律神経って、何？

般若心経現代語訳

偉大なる「智慧」の完成によって悟りを得るための、心髄となる教え。観音様が「智慧の完成」によって悟りを得るために修業をしていたときのことです。目や耳で感じるものも、それに対する心の動きも、すべては空であることを見極めました。その結果、一切の苦しみや災いから解き放たれました。シャーリプトラよ、目で見ているもの（色）は実体がない「空」と異ならず、実体がない「空」は、私たちが目で見ているものと異なりません。つまり、私たちが目で見ているものは実体がなく、実体がないものを私たちは見ているのです。何かを感知することも、頭や心に浮かぶ想いも、意志も、判断もまた、「色」と同様に「空」です。シャーリプトラよ、この世に存在するありとあらゆるものは「空」なのです。ですから、生じることもなければ滅びることもありません。汚いということも、きよらかだということもありません。また、増えもしなければ減りもしないのです。ゆえに、私たちが目で見ているこの世のすべては「空」です。感覚も、頭や心に浮かぶ想いも、意志も、判断も実体がないのです。目や耳、鼻や舌、皮膚といった感覚器官も、心もなければ眼・耳・鼻・舌・身・意によって感じられる目に見えるものも、香りも、味わいも、触れるものも、心で感じるものもありません。私たちが目（眼）で見て感じている世界から、心で認識している世界まで、すべては無です。智慧がないという状態もなければ、また智慧がない状態が尽きることもありません。老いや死というものもなく、また老いや死がなくなることもありません。苦しみも、その原因も、悟ることも、悟りに至るための修業というものもありません。智慧もなく、智慧から何かを得ることもないのです。得るということがそもそもないからです。菩薩は智慧の完成のための修業を行っているので心にこだわりやわだかまりがありません。こだわりやわだかまりがないので、恐れもありません。すべての間違った見方や夢見るような考え方から遠く離れ、心穏やかな安らぎの境地へと至ったのです。過去に悟りを開いた仏も、これから悟りを開く未来の仏も、智慧を完成させることによってこのうえない、完全な悟りを得られました。そろそろすばらしさがわかってきたと思いますが、般若波羅蜜多心経は人知を超えた大いなる神の真言であり、あらゆるものを明らかにする真言でありこのうえない真言であり、比べるもののない真言なのです。般若波羅蜜多心経という真言は一切の苦しみを取り除くことができます。これは真実であり、うそ偽りではありません。さあ、般若波羅蜜多の真言を唱えましょう。真言は次のようにいいます。往ける者よ、往ける者よ、彼岸に往ける者よ、まったき彼岸に至る者よ、幸あれ。以上が、偉大なる「智慧の完成」によって悟りを得るための、心髄となる教えです。

1日1行なぞり書き
般若心経

いよいよ写経に挑戦です。毎日少しずつ書いて、
1か月で完成するようにご提案しています。写経とともに、
自律神経を整えるために役立つ毎日のプチ瞑想つき。
お経は声に出し、音と意味を確かめながら書いてみましょう。

般若心経について知りたい！

Q 般若心経はどんな お経なの？

A

般若心経は、正式名称を「摩訶般若波羅蜜多心経」といいます。「大般若経」という約600巻からなる経典の要約で、276文字にまとめられています。原典は、古代インドの文字であるサンスクリット語の梵字（ぼんじ）で書かれています。それが中国に伝わり、漢文に翻訳されたものです。

Q 般若心経はいつ、誰がつくったの？

A

お経は「お釈迦様の教えをまとめたもの」です。したがって、般若心経に限らず、お経には作者というものがありません。編纂された時期についても不明です。日本では、国家事業として仏教を広めるために経典が書き写されていきましたが、時代とともに写経する行為それ自体に功徳があるとされ、供養や祈願を目的とした個人的な行いとなっていきました。

Q 宗派によって般若心経に違いはある？

A

般若心経は宗派を問わず広く親しまれていますが、宗派によって違いもあります。写経に関する書籍や寺院での写経体験で、般若心経の最後に「為」「右為」といった文字が書かれているのを見たことはありませんか？　これは願文（がんもん）といって「為」「右為」の後には「無病息災」「家内安全」などの願いごとを書きます。これは「○○を祈願してこのお経を写しました」という意味です。願文を書くスペースを設けていない宗派もあります。なお経典の文字は訳者の解釈によって多少の差異があり、異体字や古体字も見られますので、違いを調べてみるのも良いかもしれません。

Q 写経をするとどんなご利益があるの？

A

写経によるご利益については、宗派によって考え方に違いがあります。「願いを託した写経を納めてもらえるお寺」や「写経をすることで法力を得られる」という宗派もあれば、写経による現世利益を特にうたわない宗派もあります。また、12～13ページでも説明したように、写経には自律神経のバランスを整える、集中力をアップする、達成感を得られるなどの効果があります。不安や雑念をしばし忘れ、写経という「今ここ」に集中する――。その気持ちよさをぜひ体験してください。

Q お寺での写経体験ってどんなもの？

A

近年、写経体験を開催しているお寺が増えています。興味があれば写経ができるお寺を調べてみてはいかがでしょうか。基本的に、特別な持ち物は必要ありません。ただ、正座して行うお寺もあるでしょうから、正座ができる服装がよいでしょう。まずは希望するお寺に事前に問い合わせておきましょう。お寺という静謐（せいひつ）な空間で行うと、自宅で行うときとはまた違った感覚を味わえるかもしれません。

写経をするときの六つの心得

心得
一

写経をする前に手や口をすすぎましょう

写経は一文字一文字それ自体に仏様が宿るとされています。仏様と向き合う準備として、書き始める前に手や口をすすぎ、身を清めます。それから道具をそろえましょう。お香を焚くのもおすすめです。日々の喧騒から離れて気分を落ち着かせることができます。毎日そこまでするのは難しいという人は、机上だけでも整えてから始めるといいでしょう。

心得
二

一文字一文字、心を込めて書き写す

写経とは、仏教の経典を書き写すことを言います。気負わずに、自身の息づかいに合わせて書き進めていきましょう。全文を写経するのはもちろん、一文字だけを繰り返し書いてみるのもよいでしょう。いずれにせよ、一点一画を丁寧に書けば、自ずと文字は美しく見えるものです。写経は“無”になって取り組むことに意味があるのではないでしょうか。

背すじを伸ばしつつ、肩の力は抜く

自宅での写経は、正座でもイスに腰かけて行ってもかまいません。机の高さは、正座の場合も椅子の場合も、天板がおへその高さにくるのが理想です。骨盤を立てて背すじは伸ばしつつ、肩や首、腕に余分な力が入らないようリラックス。集中すると姿勢が悪くなってしまう人は、一行書くごとに姿勢をリセットするといいでしょう。写経前になんとなく心が落ち着かないときは、14ページで紹介した呼吸瞑想を数分行ってみてください。

心得
四

朝でも夜でも、好きなときにやろう

写経をする時間帯は、朝でも夜でも、もちろん日中でもかまいません。朝に行えば、1日を気持ちよくスタートできるでしょうし、夜に取り組めば自律神経のバランスが整ってぐっすり眠れるでしょう。本書は1日1行ずつ書くように構成してありますので、気負わずに書いてみましょう。

心得
五

書くだけでなく読んでみよう

写経を行ったら、ぜひ声に出して唱えてみましょう。34〜94ページではお経の読み方も記載していますので、それを参考にして「般若心経」の経文を読み上げてみてください。読経も写経と同じ功徳が得られるからです。なお、発声や節回しは気にする必要はありませんが、「せっかくだからそれらしく読経してみたい」という方は、インターネットなどで読経の音声や動画をチェックしてみてください。

身がまえずにやってみる気持ちが大事

「筆で文字を書いたことがないから写経は難しいのでは？」「写経の道具をそろえるのは大変そう」と、心配している人もいるかもしれません。でも、本書を手に取ったということは、今のあなたは写経になんらかのご縁があるということ。難しく考えず、まずはやってみましょう。筆ではなく、鉛筆やペンでもいいのです。写経用紙がなければ、表面の滑らかなコピー用紙でもかまいません。一方で、「形から入る」のもありです。30〜31ページでは写経に必要な道具を紹介していますので、ぜひ参考にしてください。

写経道具の選び方

自分に合った道具をそろえよう

28～29ページでもお伝えしたように、写経は紙とペンがあればできます。ただ、「せっかくだから写経道具を用意して本格的にやってみたい」という人もいるかもしれません。

禅は「体解(たいげ)」を重んじます。「体解」とは自らの体験を通して理解することを言いますが、それは「身をもって理解する」行為とも言えます。難しく考えずに、こんなふうに書いてみたいという気持ちで、まずは道具をそろえてみるといいでしょう。

また、墨の香りには気持ちを落ち着ける効果があります。

近年は、最小限の道具が一式になった写経セットも販売されています。こちらを利用してもいいでしょう。

《 基本の写経道具 》

写経の基本的な道具を紹介します。写経道具は書道用品店や文房具店などで手に入ります。道具選びに迷ったら、お店の人に写経したい旨を伝えて相談してみるとよいでしょう。

墨

写経用墨もしくは油煙墨(ゆえんぼく)が適しています

筆

写経用筆、もしくは穂先のまとまりが良い小筆

硯(すずり)

墨が磨(す)りやすい大きさの硯を選ぶといいでしょう

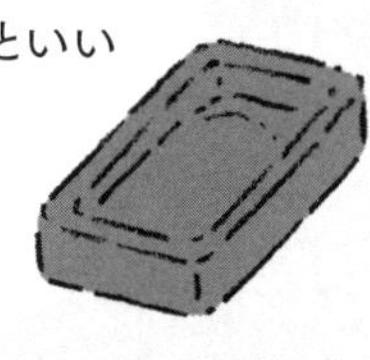

下敷き

紙の下に敷いて使用します。写経用紙が収まる大きさのものを選びましょう

文鎮(ぶんちん)

紙を押さえるために使用します。2つあると便利です

紙

罫線が入った写経用紙

お手本

左側に置いて見ながら書きます

筆置(ふでおき)

筆を置くための道具

水滴(すいてき)

墨を磨るための水をたくわえておく容器。適当な入れ物で代用してもかまいません

《 道具の使い方・手入れ 》

写経用紙

天地の向きが定められています。余白の広いほうを下にします。

墨の磨り方

硯に水を少したらし、墨は円を描くように動かしながら静かに磨っていきます。写経に用いる墨は濃くつくりますが、適した墨色になるよう濃度を確かめましょう。

筆の下ろし方

筆は穂の３分の１から半分程度を下ろして使用します。筆のキャップは破棄します。

片づけ方

❶硯に残っている墨は紙で拭き取り、水洗いします。
❷筆は穂先を水で濡らし、書き損じた反古紙（ほごし）で軽く墨を拭き取ります。

《 筆の持ち方 》

基本となる持ち方とかまえ方をご紹介します。大切なポイントは次の3つです。

ポイント 1 **筆を持つ手に余分な力を入れないようにしましょう。**

ポイント 2 **筆をまっすぐに立てましょう。**

ポイント 3 **筆は軸の中心よりやや下側の位置で持ちます。**

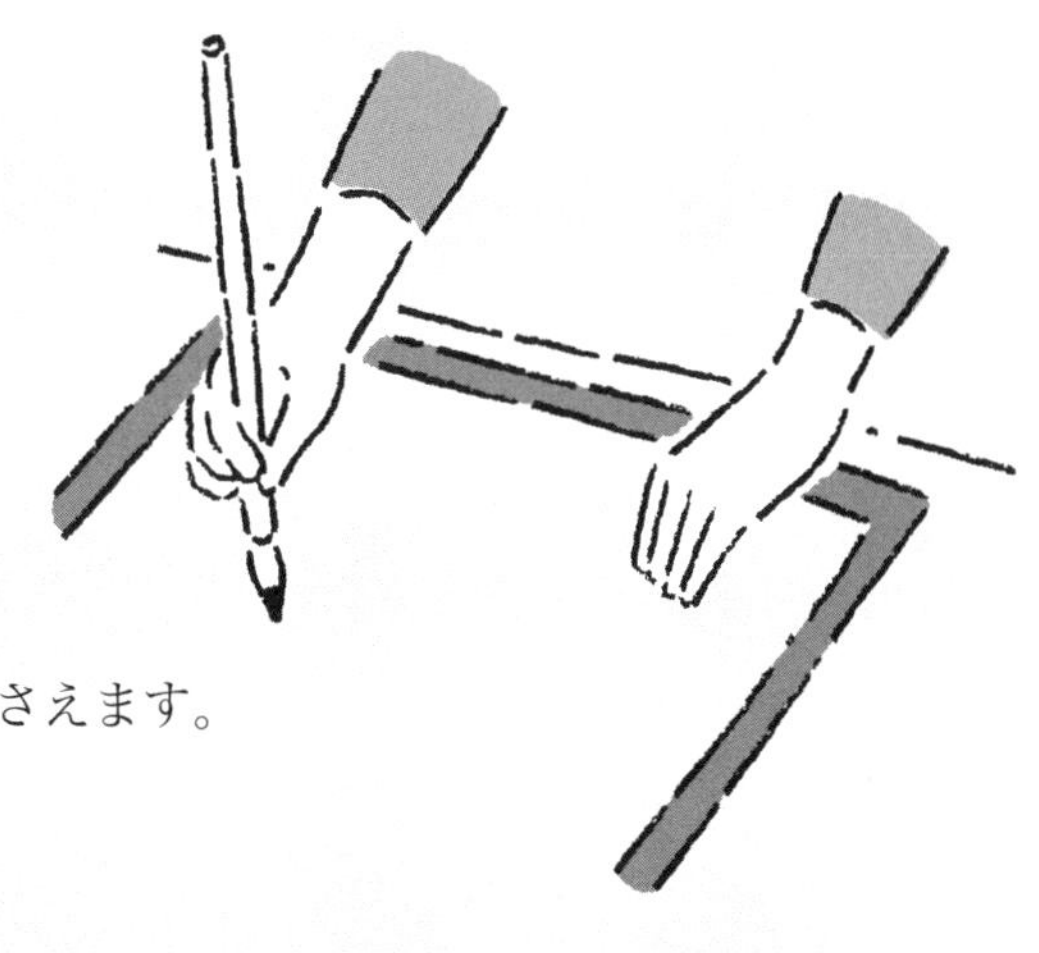

なお、右手で筆を持った場合、左手でそっと紙を押さえます。

基本の持ち方・構え方

持ち方
- **単鉤法**（たんこうほう）……人さし指を筆の軸にかけて親指を添える持ち方
- **双鉤法**（そうこうほう）……人さし指と中指を筆の軸にかけて親指を添える持ち方

構え方
- **提腕法**（ていわんほう）……手首を机につける構え方
- **枕腕法**（ちんわんほう）……左手を枕にして右手を乗せる構え方

ペンについて

筆で書かない場合は、鉛筆やペンでもかまいません。ペンの種類は油性ボールペン、水性ボールペン、ゲルインクボールペンなどがありますが、書きやすいものを選ぶとよいでしょう。

やってみよう！　筆ならし

線を書いて筆に慣れよう

筆で書くのに慣れていないと余分な力が入ってしまうため、筆運びが思うようにならないもの。まずは筆で書く感覚に親しんでおきましょう。書道における線の練習は、「の」の字をつなげて書いたり、直線や曲線を組み合わせて書いたりするのが一般的ですが、禅の世界の「円相（えんそう）」にちなんで「〇」を書いてみるのもいいでしょう。

円相は禅における書画の一つ。ひと筆で書かれた「〇」は仏教における悟りや真理を表していると言われており、多くの高僧が円相を書き残しています。ここからヒントを得て、墨を磨るときや筆ならしをするときに円を書いてみてください。集中して行えば、それ自体がプチ瞑想にもなります。

《「円」を書いて筆ならし》

禅の「円相」の思想を取り入れた、筆ならしのやり方を紹介します。

1　円を描きながら墨を磨（す）ります。

2　筆で円を描いてみましょう。腕を大きく動かし、息の長い線を書くのがコツです。

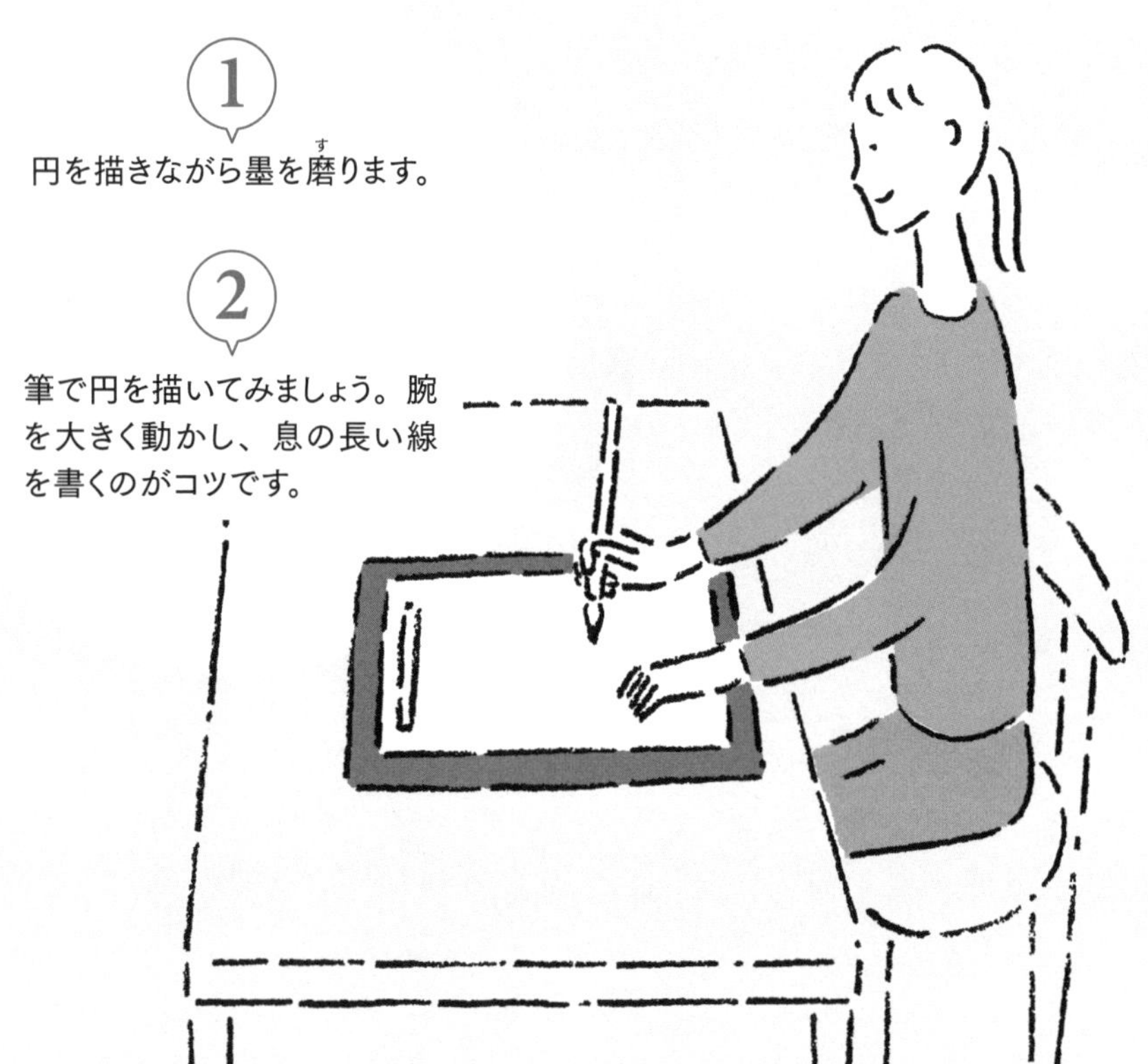

なお、円相にこだわらなければ、墨は前後に動かして磨ってもかまいません。線の練習は、円のほか、左のお手本を参考にしていろいろ書いてみましょう。

《 お手本 》

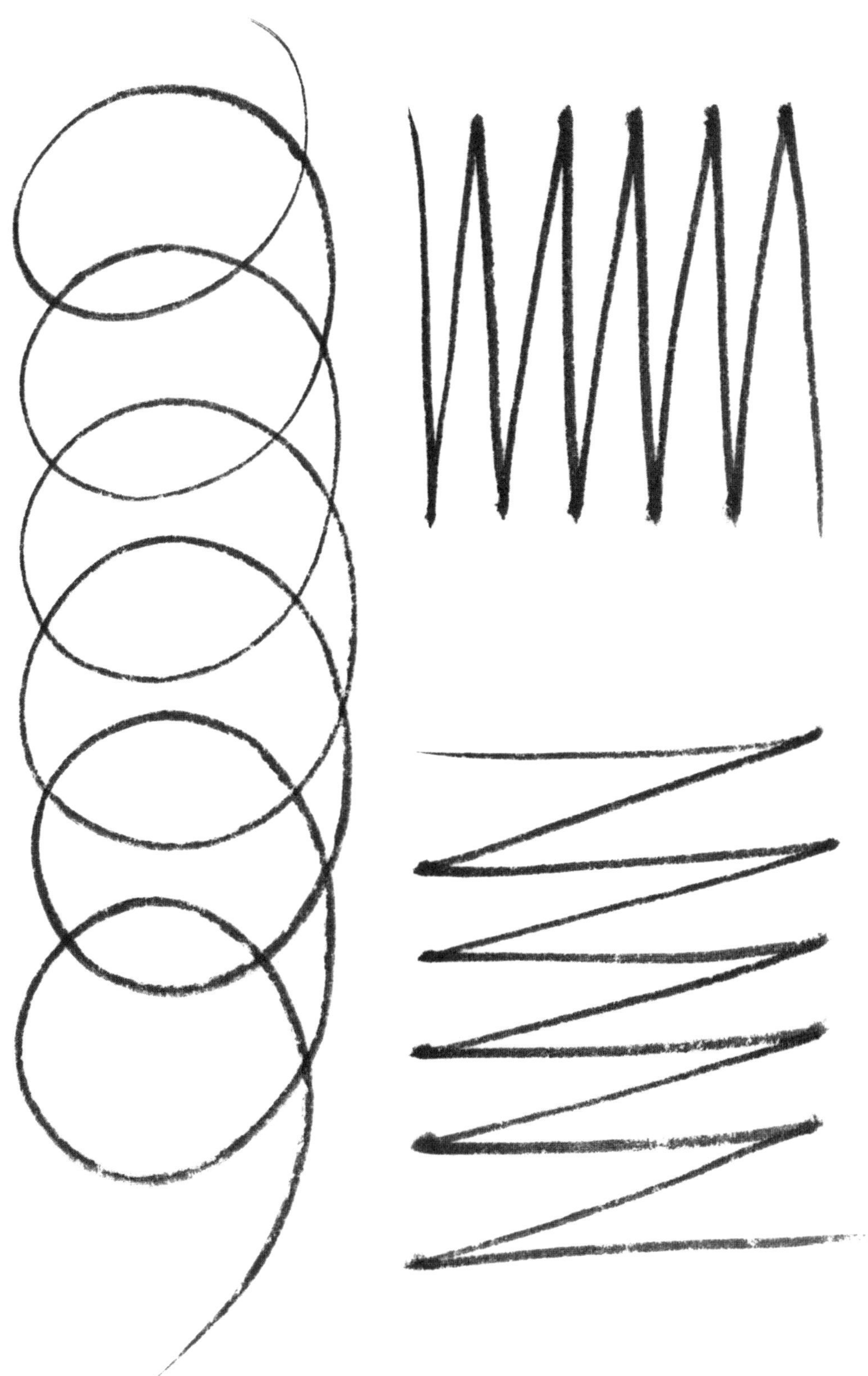

1日目

読み方

摩訶般若波羅蜜多心経

まかはんにゃはらみたしんぎょう

訳

偉大なる「智慧（ちえ）の完成」によって悟りを得るための、心髄（しんずい）となる教え

今日のひと言

初日に書くのは、「内題」といってこのお経の「題名」です。宗派によっては、「摩訶般若波羅蜜多心経」の前に「仏説」という二文字が加わることもあります。これは、「仏様が説いた」という意味です。「波羅」は日本語では「彼岸（ひがん）」と訳されます。彼岸とは、悟りを得た人がたどり着ける理想の世界。一方、煩悩と苦しみに満ちたこの世を「此岸（しがん）」といいます。「摩訶般若波羅蜜多心経」を書写しているうちに悩みや不安が少しでも薄れたなら、それは、心が少しだけ彼岸に近づいたのかもしれません。

今日のプチ瞑想

無心になれる！ キャベツのせん切り瞑想

「面倒」「苦手」という人も多いキャベツのせん切りは、実は、プチ瞑想にもってこい。といっても、難しいことは一切ありません。キャベツを切る包丁の感覚にしっかりと意識を向けて、あとは無心に切るだけ。「きれいに切ろう」「細かく切ろう」と思わなくていいのです。ほかに、納豆をかきまぜる、大根をすりおろすといった作業もプチ瞑想向きです。

年　月　日　気持ち

年　月　日　気持ち

小筆・筆ペン

摩訶般若波羅蜜多心経

摩訶般若波羅蜜多心経

ボールペン・えんぴつ

摩訶般若波羅蜜多心経

摩訶般若波羅蜜多心経

言葉の意味

◎摩訶…優れていること、偉大なこと　◎般若…悟りを得るための智慧　◎波羅…彼岸
◎蜜多…至る、到達する　◎心経…心髄となるお経

覚えておきたい書の話

「和様」という日本風の写経

写経は中国から日本に伝来しましたが、時代の変遷とともに、中国風の書風も次第に日本風の書き方に変化していきます。奈良時代の写経は、中国の影響を受け、鋭い筆づかいで威厳を感じさせますが、平安時代の写経になると日本人の美意識が文字にも反映されており、日本風のたおやかな書風で書写された写経を見ることができます。

2日目

観自在菩薩

読み方 かんじーざいぼーさー

訳

観音様が

今日のひと言

「観自在」とは、偏見や先入観にとらわれず、あるがままに物事を見る（観る）ことができる状態を意味します。「菩薩」は、悟りを目指して修行している仏様のことです。

嫌いな人や苦手な人と接する際は、「観自在」を心掛けてみてください。「嫌い」「苦手」という先入観はいったんおいて相手をただ観察するのです。相手が怒ったら、「この人はこういうタイミングで怒る人なんだ」と客観的に観察します。まっさらな心で相手を観察すると、感情に流されずにすみます。

今日のプチ瞑想

ダイエット効果も!? 食べる瞑想

「ながら食い」が習慣になっていませんか？　食べることも立派な瞑想になります。最初のひと口だけでかまいません。口に入れる前にまず、彩りや形を観察しましょう。口に入れたら、目を閉じて舌の上で食感や味を感じ、ゆっくりかみしめます。食べることに集中すると、おいしさ、ありがたさに改めて気づけますし、さらに食べすぎ防止にもなります。

年　月　日　気持ち　　年　月　日　気持ち

小筆・筆ペン

観自在菩薩

観自在菩薩

ボールペン・えんぴつ

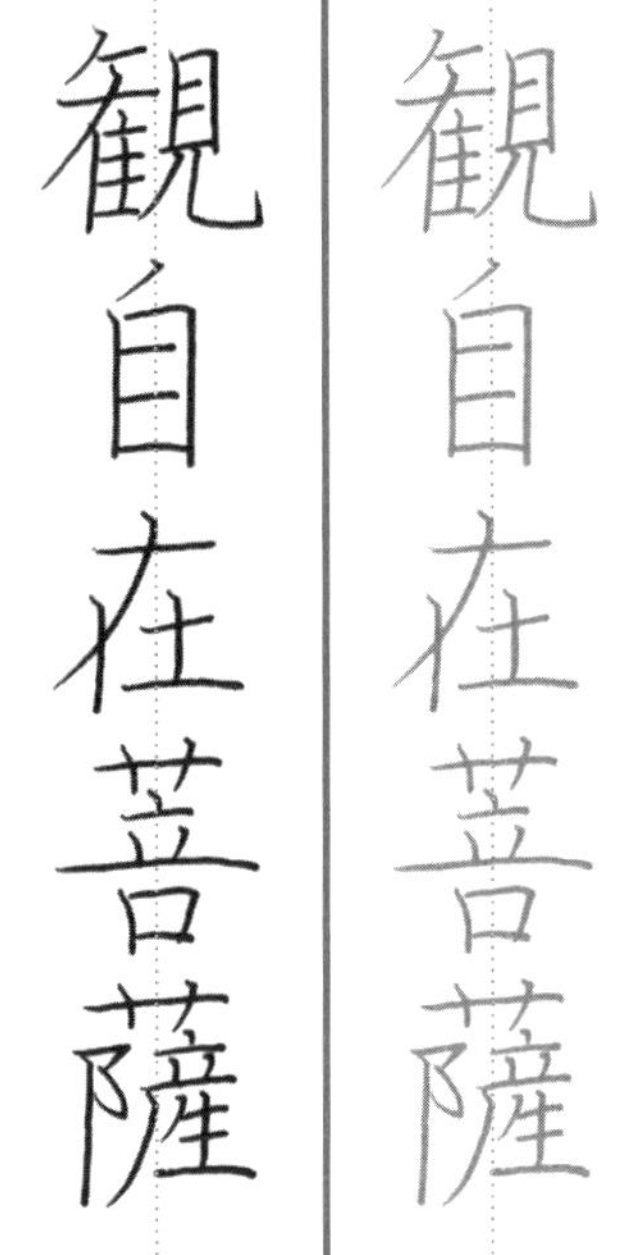

言葉の意味　◎観自在菩薩…観世音菩薩の別称。日本では「観音様」と呼ばれ、広く信仰されている

書いて学ぶ禅の言葉

日々是好日
（にちにちこれこうじつ）

茶室の掛け軸で目にする機会も多い、有名な禅語です。雨の日も晴れの日も、楽しい日も悲しい日も、毎日が「よい日」「好ましい日」という意味です。生きていれば理不尽な目に遭うこともあるでしょう。不幸に見舞われることもあります。けれど、その苦しみはあなたを成長させてくれる糧です。ひたすら耐え忍ぶのではなく、それすらも味わうようなつもりで向き合ってみましょう。

独坐大雄峰
（どくざだいゆうほう）

中国の唐代に百丈懐海という禅僧がいました。一人の修行僧に「この世でもっともすばらしいことはなんですか」と尋ねられ、百丈懐海和尚は「独坐大雄峰」と答えます。今ここにこうして座っていることが奇跡であり、なによりもすばらしい、という意味です。あなたの存在もまた「独坐大雄峰」です。

3日目

読み方

行深般若波羅蜜多時

ぎょう じん はん にゃー はー らー みー たー じー

訳

（観音様が）「智慧の完成」によって悟りを得るために修行をしていたときのことです

今日のひと言

仏教には悟りの境地に到達するための六つの修行があります。そのうちの一つが、見返りを求めずに相手に施す「布施（ふせ）」です。

誰かに親切にしたとき、相手が感謝を示さなかったら、「せっかく助けてあげたんだから、お礼くらい言えばいいのに」と思ってしまいがちです。このように見返りを求めてしまうのは、自己を肯定してあげる心が十分でないため、相手からの感謝がないと自分の行いに価値を見出せないから。相手にやさしくするように、自分にもやさしくしてあげましょう。

今日のプチ瞑想

洗顔タイムに自分を慈しむ

特に女性にとって、起床後と就寝前の洗顔は欠かせない習慣ではないでしょうか。洗顔をする際は、しっかりと泡を立て、泡が肌に触れる感触に意識を向けてみてください。「自分をていねいにケアした」「自分に手間ひまをかけた」という実感は、自己肯定感を高めてくれます。自己肯定感が高くなればストレスが減り、自律神経のバランスも整います。

年　月　日　気持ち

年　月　日　気持ち

小筆・筆ペン

行深般若波羅蜜多時

行深般若波羅蜜多時

ボールペン・えんぴつ

行深般若波羅蜜多時

行深般若波羅蜜多時

言葉の意味
◎行深…実践する、修行する　◎般若…悟りを得るための智慧　◎波羅…彼岸
◎蜜多…至る、到達する

心と身体のまめ知識

失感情症の人が増えている

近年、「失感情症（しつかんじょうしょう）」（失感情傾向、アレキシサイミアともいいます）の人が増えているようです。これは、「つらい」「悲しい」「腹立たしい」といった自分の感情に気がつけない状態。失感情症の方は、自分に向ける注意資源（12〜13ページ）が枯渇している可能性があります。写経やプチ瞑想に取り組み、注意資源を自分に向ける余裕をつくることが大切です。

4日目

読み方

照見五蘊皆空

しょう けん ごー おん かい くう

訳

目や耳で感じるものも、それに対する心の動きも、すべては空であることを見極めました

今日のひと言

仏教では、人間を存在させる五つの要素を「五蘊」といいます。五蘊は、受（感覚）・想（表象、概念的な認識）・行（意識、意志）・識（理解）・色（肉体や形のあるもの）からなります。しかし、それらがすべて「空」であると、観音様は気づかれたのです。「空」は仏教を象徴する考え方。すべての物事はまわりとの関係で成り立っていて、ひとときとして同じ状態では留まっていません。だから、本質や実体というものはない——。これが「空」です。「私」というものもまた、存在しないのです。

今日のプチ瞑想

何もせずにたたずむ時間の豊かさを知る

電車をよく利用する人は、こんなプチ瞑想はいかがでしょうか。電車を降りたら、ホームのベンチに座って呼吸瞑想（14ページ）をするだけ。誰もが足早に改札に向かうなかで自分だけあえて足を止めるのは、おいていかれたような気持ちになって不安かもしれません。でも、その感覚に気づくことが大切。ホームに人があまりいないタイミングが狙い目です。

年　月　日　気持ち

小筆・筆ペン

照見五蘊皆空

照見五蘊皆空

年　月　日　気持ち

ボールペン・えんぴつ

照見五蘊皆空

照見五蘊皆空

言葉の意味
◎照見…物事の本質を見極めること
◎五蘊…感覚や心の動きなど、あらゆる存在のもととなる五つの要素　◎空…実体や本質がないこと

心と身体のまめ知識

バーンアウトに気をつけよう

自分の感情に気づけない失感情症(39ページ)の状態が続くと、バーンアウト(燃え尽き症候群)に陥ることがあります。あまりのストレスに脳が思考活動をやめてしまい、何も考えられない、何もできない状態になってしまうのです。1日に数分、寝る前のほんのわずかな時間でかまいません。自分の心身の声に耳を澄ませる時間をもちましょう。

リラックスと集中は両立する

写経やプチ瞑想で自律神経が整うと「リラックスした集中」ができるようになり、家事や仕事で高いパフォーマンスを上げられるようになります。リラックスしていて、なおかつ集中しているなんてなんだか矛盾して聞こえますが、一流のアスリートが体験するという「ゾーン」や「フロー」はまさに、「リラックスした集中」の状態といえるでしょう。

5日目

読み方

度一切苦厄

どー いっ さい くー やく

訳

（すべては空（くう）であることを見極めた結果）一切の苦しみや災いから解き放たれました

今日のひと言

仏教では、実体がないものを「妄想（もうぞう）」といいます。「私が○○だったら」「あのとき△△していたら」という「たら・れば」も妄想です。過去も未来もありません。「もしかしたら嫌われているかも」と他人の評価を気にするのもまた妄想です。

大切なのは、今、目の前で起こっている事実を、ありのまま受け止めること。「こんなふうに考えちゃだめだ」と否定したり、「この人は悪い人だ」と判断したりする必要もありません。妄想を手放せたとき、ストレスや悩みの多くが消えるでしょう。

今日のプチ瞑想

仕事や家事の合間に ドリンク瞑想で休憩

飲み物を用意します。まずはカップから立ちのぼる香りを楽しみましょう。カップを手にしたら、手のひらに伝わる温かさ・冷たさを感じます。口にしたらどんな味がするでしょうか？　想像してみてください。それからひと口含み、味わいや香りに集中します。飲んだら、液体が食道を通るのを感じましょう。いつもより味が鮮明に感じられるはずです。

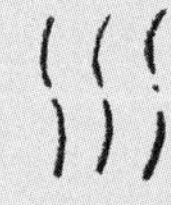

言葉の意味　◎度…（悟りの境地へと）渡す、解放される、克服する　◎苦厄…苦しみ、災い

心と身体のまめ知識

自己肯定感と自意識の違い

ストレス社会とうまく折り合いをつけて生きるには、自己肯定感を高めることが大切ですが、「自意識とどう違うの？」と疑問に思っている人もいるのでは？自己肯定感は、自分という存在を認めて肯定することですが、自意識は、人からどう思われているのかを気にする意識のこと。自己肯定感が高くなると自意識に振り回されずにすみ、人間関係のストレスが減ります。

自然の変化と自律神経の関わり

自然の変化がストレスとなり、自律神経に影響を与えることもあります。雨の日になると気分が悪くなったり、日照時間が短くなる冬に気分が沈みがちになったり、気圧が急に下がると頭痛がしたりと、人によって症状はさまざま。心当たりがある人は、体を温める、リラックスできる香りをかぐなど、自分なりの自律神経の整え方を見つけておきましょう。

6日目

読み方

舎利子　色不異空　空不異色

しゃーりーしー　しきふーいーくう　くうふーいーしき

訳

シャーリプトラよ、目で見ているもの（色）は実体がない「空」と異ならず、実体がない「空」は、私たちが目で見ているものと異なりません

今日のひと言

観音様がブッダの弟子の舎利子に「色不異空　空不異色」と語りかけています。「色」は、形あるものすべてを指します。「五蘊」（P40参照）の一つです。

仏教は、陰徳を積むことを奨励しています。陰徳とは、人知れず行う善行です。形あるものすべてが「空」だと気づき、自分に対する執着がなくなると、「私はこんなよい行いをした」とアピールしたい気持ちが消えます。それどころか、「よい行いをさせていただけた」と感謝できるようになります。この心持ちこそが「幸せ」ではないでしょうか。

今日のプチ瞑想

いつでもできる！手のひら瞑想

感染症対策の基本である手洗いも、プチ瞑想の絶好のチャンスとなります。手を洗っている最中は、水の感触や温度、泡に包まれる心地よさ、手指の関節の骨張った感じなど、手のひらに伝わる感覚にただ意識を集中しましょう。このほか、手をひざの上に置いたとき、手に何かを握っているときなど、手のひら瞑想はいろいろな場面で実践できます。

年　月　日

年　月　日 気持ち

小筆・筆ペン

舎利子色不異空空不異色

舎利子色不異空空不異色

ボールペン・えんぴつ

舎利子色不異空空不異色

舎利子色不異空空不異色

言葉の意味
◎舎利子…シャーリプトラ（お釈迦様の十大弟子の一人）　◎色…肉体や形のあるもの（物体）
◎空…実体や本質がないこと

覚えておきたい書の話

文字の書き間違えは

写経の場合、間違えてしまっても、最初から書き直すのではありません。誤字の場合は、間違えた文字の右横に小さく点を打ち、誤字のそばに正しい文字を書き入れます。脱字の場合は文字を抜かしてしまった位置（文字と文字の間）の右横に小さく点を打ち、行の最後の余白部分に抜かした文字を書き入れます。

7日目

読み方

色即是空　空即是色

しきそくぜーくう　くうそくぜーしき

訳

つまり、私たちが目で見ているものは実体がなく、実体がないものを、私たちは見ているのです

今日のひと言

44ページの「空は色と異ならず、色は空と異ならず」という否定形に対応して、ここでは「色はすなわち空であり、空はすなわち色である」と肯定の形をとっています。いずれも「すべての本質は空である」といっているわけですが、否定形と肯定形では印象がずいぶん違います。

日本には古くから「言霊」という考えがあります。言葉の選び方によって感情や気分は変わるもの。つらいときは、「今は幸せを感じられない」と言い換えてみましょう。心が少し軽くなります。

今日のプチ瞑想

ジャズ瞑想でリラックスする

川のせせらぎを聞いたりろうそくの炎を見たりしていると、不思議とリラックスしますよね。これは、「f分の1のゆらぎ」と呼ばれるゆらぎの効果。音楽の中で「f分の1のゆらぎ」にもっとも近いといわれるのがジャズです。穏やかな気持ちになりたいときは、ジャズの調べに意識を向けてみましょう。落ち着いた曲調のものがおすすめです。

年　月　日　気持ち

年　月　日　気持ち

小筆・筆ペン

色即是空空即是色

色即是空空即是色

ボールペン・えんぴつ

色即是空空即是色

色即是空空即是色

言葉の意味　◎色…肉体や形のあるもの（物体）　◎空……実体や本質がないこと

覚えておきたい書の話

息を長く呼吸に合わせて

書には書き手の息遣いが反映されています。写経する際は、自身の呼吸とあわせながら筆を進めていきましょう。のびやかな線は美しい文字の要素となり得ます。32ページで紹介している円を書く方法や、33ページの「の」の字をつなげて書く方法は、息の長い線を書く練習にぴったりです。基本の運筆として写経前の習慣にしてみてはいかがでしょうか。

8日目

読み方

受想行識　亦復如是

じゅーそうぎょうしき　やくぶーにょーぜー

訳

何かを感知することも、頭や心に浮かぶ想いも、意志も、判断もまた、「色」と同様に「空」です

今日のひと言

受・想・行・識は、形あるものを意味する「色」とあわせて、人間を構成する「五蘊」とされています。たとえば、ある晴れた日、あなたが道を歩いているとひたいに何かが触れたとしましょう。触れたことを感じるのが「受」です。「雨だ」と気づくのが「想」、慌てて走り出すのが「行」です。そして、「傘をもってくればよかった」「天気予報がはずれた」などと考えることが「識」に当たります。こうした心の動きもすべて「空」であると、観音様はおっしゃっているのです。

今日のプチ瞑想

変わり続ける空を見て「空」の概念を感じる

「今日は空が高いな」「真夏のように濃い青だな」。空（ここでいう「空」は、青空、くもり空の「空」です）の変化を毎日観察してみましょう。1日たりとも同じではない空を見ているうちに、般若心経に書かれている「空」の概念をぼんやりとでも体感できるかもしれません。朝、起床後の日課にすると、目覚めもよくなって一石二鳥です。

年　月　日　気持ち

年　月　日　気持ち

小筆・筆ペン

受想行識亦復如是

受想行識亦復如是

ボールペン・えんぴつ

受想行識亦復如是

受想行識亦復如是

言葉の意味

◎受…感覚。においや味を感知すること、また感覚器官　◎想…知覚。頭や心に浮かぶ考え、イメージ　◎行…行動につながる意識・意志　◎識…理解や判断　◎亦復…また　◎如是…かくのごとし

書いて学ぶ禅の言葉

主人公
（しゅじんこう）

日常的によく使われる「主人公」という言葉は、もともとは禅の言葉です。自分の今の境遇を、環境や他人のせいにしていませんか？　幸せ・不幸せ、いい・悪いの判断を他人に委ねていませんか？　あなたの人生の主役はあなた自身です。あなたの生き方を選び取り、決めることは、あなたにしかできません。一度限りの人生を存分に生き切りましょう。

9日目

舎利子(しゃりし) 是諸法空相(ぜしょほうくうそう)

読み方 しゃーりーしー ぜーしょーほうくうそう

訳

シャーリプトラよ、この世に存在するありとあらゆるものは、「空」なのです

今日のひと言

この世のすべては「空(くう)」であると、観音様が再び舎利子(しゃりし)に語りかけています。世の中のすべては実体のない、夢幻のようなもの。それを、真実であり、永遠に続くものだと勘違いしていることが、悩みや苦しみを招くのだと仏教では教えます。

自分を過剰に卑下するのも、地位や権力を振りかざして他人に尊大に振る舞うのも、自分に対する執着（自意識といってもいいでしょう）が強いという点では同じ。「私」すらも幻であると理解し、自分への執着を捨てたとき、心身に調和が訪れます。

今日のプチ瞑想

気づいていますか？ 楽しんでいますか？

通勤・通学の途中や散歩中に、まわりの景色にある「色」を探して言葉にしてみましょう。「もう桜が咲いている。きれいなピンクね」「新緑の淡い緑が美しい」「葉が黄色に色づいてきた。もう秋かあ」「同じ紅葉でも赤の濃度が違うものだな」。なんでも結構です。続けるうちに変化に敏感になり、また変化を楽しむ余裕が生まれます。

小筆・筆ペン

舎利子是諸法空相

舎利子是諸法空相

ボールペン・えんぴつ

舎利子是諸法空相

舎利子是諸法空相

言葉の意味

◎舎利子…シャーリプトラ（お釈迦様の十大弟子の一人）　◎諸法…ありとあらゆるもの
◎空…実体がない　◎相…姿形、あり方、特質

覚えておきたい書の話

先人の書に宿る美意識

書には「目習い」と「手習い」があります。書は「感じ取ること」にこそ、ほかなりません。優れた書作品を鑑賞することによって、書かれた時代背景や書き手の息遣いをたどりながら見ていく、つまり鑑賞は追体験する見方であると言えます。古の書からは、先人たちの感性と美意識を見て取ることができるのです。

10日目

読み方

不生不滅　不垢不浄　不増不減

ふーしょうふーめつ　ふーくーふーじょう　ふーぞうふーげん

訳

ですから、生じることもなければ、滅びることもありません。汚いということも、きよらかだということもありません。また、増えもしなければ減りもしないのです

今日のひと言

私たちは生を喜び、死を悲しみます。それはとても自然な感情です。けれど、生死もまた絶対的なものではありません。汚いとかきれいだとか、増えるとか減ったとかも、人間がつくり出した幻です。

幻ではありますが、悲しんだり苦しんだりするのが無駄だといっているわけではありません。仏教には、「つらい経験は人格をみがくうえでの修行になる」という考え方があります。明けない夜はなく、止まない雨はないといいます。今この体験が自分の糧になるのだと信じましょう。

今日のプチ瞑想

お口すっきり！気持ちもすっきり！

「気が進まないけど、やらなければいけない作業」というのは実にプチ瞑想向きです。34ページのキャベツのせん切り瞑想はその典型的な例。歯みがき瞑想もその一つ。歯をみがく際は、歯ブラシの毛先が歯や歯ぐきに当たる感覚を意識し、次第にきれいになっていくのを感じましょう。終わった後には気持ちもすっきりしているはずです。

年　月　日　気持ち

小筆・筆ペン

不生不滅不垢不浄不増不減

不生不滅不垢不浄不増不減

年　月　日　気持ち

ボールペン・えんぴつ

不生不滅不垢不浄不増不減

不生不滅不垢不浄不増不減

言葉の意味　◎生…生じる　◎滅…滅びる　◎垢…汚い、汚れている　◎浄…きよらか　◎増…増える　◎減…減る

11日目

読み方

是故空中 無色無受想行識

ぜー こー くう ちゅう むー しき むー じゅー そう ぎょう しき

訳

ゆえに、私たちが目で見ているこの世のすべては「空（くう）」です。感覚も、頭や心に浮かぶ想いも、意志も、判断も実体がないのです

今日のひと言

48ページの「受想行識（じゅそうぎょうしき） 亦復如是（やくぶにょぜ）」とほぼ同じ内容です。肉体のように形あるものも、受・想・行・識という心の動きも「空」です。

くり返し般若心経を読み、すべては「空」だと頭でわかっても、悩みや不安が消えてなくなるわけではありません。ただ、人間関係や他人の評価に振り回されなくなり、忙しくても心の平安を保てるようになります。写経やプチ瞑想を通して、いついかなるときもブレない心の幹（みき）、つまりは「心幹（しんかん）」を育てましょう。

安眠をもたらす おやすみ瞑想

夜、眠る前の数分でかまいません。ベッドやふとんの上に座って瞑想をしてみましょう。「上司に嫌なことをいわれた」「あの仕事、予定通りに進むかな」。いろいろな思いが浮かんでくると思います。そうしたら、「私はこれが気になっているんだな。でも、今は呼吸に集中しよう」と呼吸に集中しましょう。心が整理され、寝つきもよくなります。

年　月　日　気持ち

年　月　日　気持ち

小筆・筆ペン

是故空中無色無受想行識

是故空中無色無受想行識

ボールペン・えんぴつ

是故空中無色無受想行識

是故空中無色無受想行識

言葉の意味

◎色…肉体や形のあるもの（物体）　◎空……実体や本質がないこと　◎受…感覚
◎想…知覚。頭や心に浮かぶ考え、イメージ　◎行…行動につながる意識・意志　◎識…理解や判断

書いて学ぶ禅の言葉

春色無高下
（しゅんしょくこうげなし）

「春色」は春の景色や日射し、「高下無し」は「高い、低いの区別はない」という意味です。身分が高い人にも低い人にも、裕福な人にも貧しい人にも、幸せな人にも不幸せな人にも、春の日射しは分け隔てなく平等に降り注ぎます。人間関係のストレスは、往々にして他人と自分を比べることで生じるもの。比較するのではなく、まずは自分らしさを大切にしましょう。

12日目

読み方 むー　げん　にー　びー　ぜっ　しん　にー

無眼耳鼻舌身意

訳

目や耳、鼻や舌、皮膚といった感覚器官も、心もなければ

今日のひと言

「眼・耳・鼻・舌・身」は、視覚、聴覚、嗅覚、味覚、触覚のこと。「意」は心や直感を意味します。これらをあわせて仏教では「六根」と呼び、六根もありはしないのだと般若心経は説きます。

ストレスは、理想と現実にギャップを感じることで生まれます。理想は、「こうあるべき」という考えに基づいてつくられます。ストレスに悩んでいたら、一度立ち止まってこう考えてみてください。「自分の『こうあるべき』という考えも『空』なんだ」と。ストレスが少しだけ軽減するかもしれません。

今日のプチ瞑想

カラオケだって瞑想になる！

瞑想とはかけ離れているように思えるかもしれませんが、「カラオケ」も瞑想になります。やり方は簡単。曲を選んだら、歌うことにひたすら集中するだけです。自分の声に耳を澄まし、また、自分の声によって骨が振動しているのを感じましょう（これを骨伝導といいます）。集中するという意味では、今流行の「一人カラオケ」がおすすめです。

年　月　日　気持ち

年　月　日　気持ち

小筆・筆ペン

無眼耳鼻舌身意

無眼耳鼻舌身意

ボールペン・えんぴつ

無眼耳鼻舌身意

無眼耳鼻舌身意

言葉の意味　◎身…皮膚などの感覚器官　◎意…心、直感

書いて学ぶ禅の言葉

諸行無常
（しょぎょうむじょう）

「諸行」はこの世の一切の事物、「無常」とは、永遠不変のものは何一つないという意味で、定まりのないことを意味します。この世界のあらゆるものは、日々刻々と移り変わります。「いつも」というものはなく、時間が巻き戻ることは決してありません。だから、今を大切にしなさい──。諸行無常にはそんな教えが込められています。般若心経の「空」に通じる教えです。

13日目

読み方

無色声香味触法

むーしきしょうこうみーそくほう

訳

（56ページ眼・耳・鼻・舌・身・意によって感じられる）目に見えるものも、香りも、味わいも、触れるものも、心で感じるものもありません

今日のひと言

「眼・耳・鼻・舌・身・意」の六根で感じるものが、「色・声・香・味・触・法」の六境です。「六根が存在しないのであれば、そこから生じる『六境』もあり得ない」というわけです。

とはいえ、ネガティブな気持ちも「ない」ものと考え、すぐさま気持ちを切り替えるのは容易ではありません。そんなときは、事実と感情を切り離してみましょう。仕事でミスをしたなら、ミスの原因とそのときの感情を紙に書き出してみるのです。書いているうちに感情を切り離せるようになります。

今日のプチ瞑想

自分をいたわるバスタイム瞑想

「プチ瞑想」の極意は「ていねいに生きる」こと。お風呂もていねいに入ってみましょう。湯船に浸かったら、手足の指先や体の芯が温まり、汗がにじんでくる様子をゆっくり観察します。身体を洗うときは、つま先から髪の先までが石けんの泡に包まれる感覚に意識を向けましょう。ストレス時代を生きる現代人にこそ、自分を慈しむ時間が必要なのです。

年　月　日　気持ち

小筆・筆ペン

無色声香味触法

無色声香味触法

年　月　日　気持ち

ボールペン・えんぴつ

無色声香味触法

無色声香味触法

言葉の意味

◎色…肉体や形のあるもの（物体）　◎声…声や音　◎香…香り、におい
◎味…甘い、苦いなどの味わい　◎触…皮膚で感じる感覚　◎法…心が感じるもの

覚えておきたい書の話

日本と中国の写経文字の違い

日本の写経と中国の写経をそれぞれ鑑賞してみると、「無」の字が異なることがわかります。そのため、「無」の字を使われている、例えば今日の課題の部分などを見れば、それが日本で書かれたのか、中国で書かれたのかがわかります。日本のものはおおむね「無」が使用され、中国のものは「无」が使用されています。

14日目

読み方

無眼界　乃至無意識界

むーげんかい　ないしーむーいーしきかい

訳

私たちが目（眼）で見て感じている世界から、心で認識している世界まで、すべては無です

今日のひと言

「眼界」は目で見て感じる世界、「意識界」は心で感じる世界です。耳で聞いて感じる「耳識界」、鼻でかいで感じる「鼻識界」、舌で感じる「舌識界」、体のいろいろな部位で感じる「身識界」とあわせて「六識」といいます。この六識に、12日目の六根、13日目の六境をあわせて「十八界」と呼び、これらすべてが無であると般若心経は教えます。

般若心経の原典が成立したのは7世紀以前。そんなむかしに、すべてのものは無であるという考えが生まれたのはなんとも驚きだと思いませんか。

今日のプチ瞑想

階段を上る、下りる　その動作に集中しよう

15ページの「歩く瞑想」の応用編です。階段を上り下りしながら、自分の体がどのように動き、重心がどう変化しているのか、筋肉のどのあたりに負荷がかかっているのかを意識してみてください。1分でも、5分でもかまいません。仕事でイライラしているときにやればクールダウンに、ランチタイムの後にやれば午後からの仕事のよい助走になります。

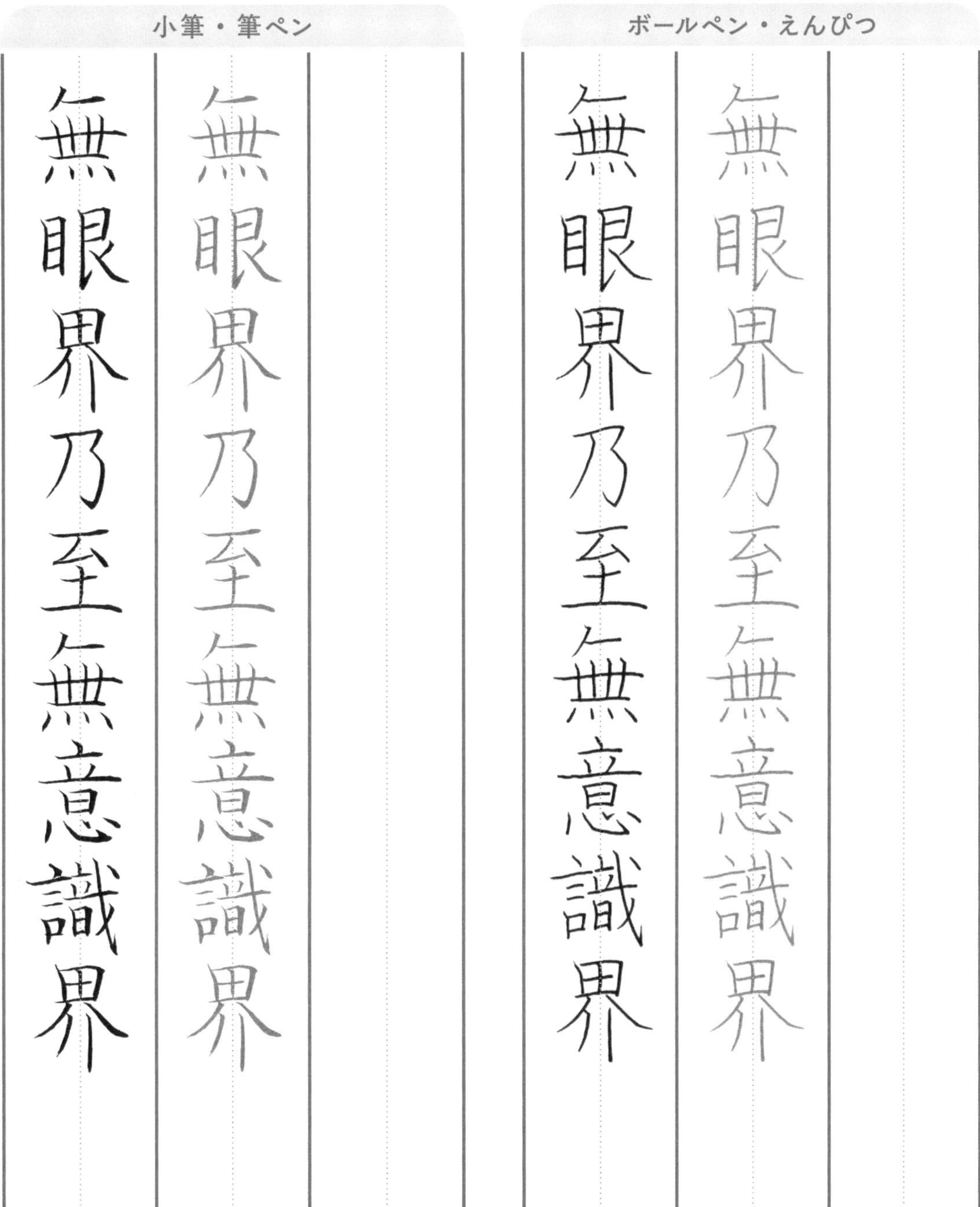

言葉の意味

◎限界…私たちが目(眼)で見て、感じたり思ったりする世界　◎乃至…○○から△△まで
◎意識界…心で認識する世界

書いて学ぶ禅の言葉

自利利他円満
（じりりたえんまん）

「自利」は自分のため、「利他」は他人のため、という意味です。日本には滅私奉公という考えがあります。私利私欲を捨てて公のために尽くすのは確かに立派な振る舞いですが、日本人はもっと、自分を慈しんでもいいと思うのです。「利他」だけを重んじると、見返りを求める気持ちが生まれます。他者に手を差し伸べるのと同等に、自らを思いやることも大切です。

15日目

読み方

無無明亦無無明尽

むー むー みょう やく むー むー みょう じん

訳

智慧(ちえ)がないという状態もなければ、また、智慧がない状態が尽きることもありません

今日のひと言

仏教では、苦しみの根本は「無明」であるとされています。私たちはなぜ老いて死ぬのか？ なぜ生まれてきたのか。そうした真理を知らないから、つまりは智慧がないから、煩悩が生じて苦しみや迷いを抱えてしまうのです。

その無明も、智慧を得て無明から抜け出すこともないと般若心経には書かれています。さらに大乗仏教では、智慧を得て悟りの境地にたどり着く、それすら「空」だとされています。肝心なのは、何ごとにもこだわりすぎないことかもしれません。

今日のプチ瞑想

聞きたくないときこそ「傾聴(けいちょう)瞑想」を

叱られたりクレームを突きつけられたりすると、耳をふさぎたい気持ちになるもの。でも、そこであえて、相手の話を全力で聞いてみてください。そして、相づちを打ちながら、相手の話を要約します。「なるほど、○○が原因でお困りなんですね」という具合です。すると相手は「わかってもらえた」と安心して興奮が収まり、あなたも冷静になれます。

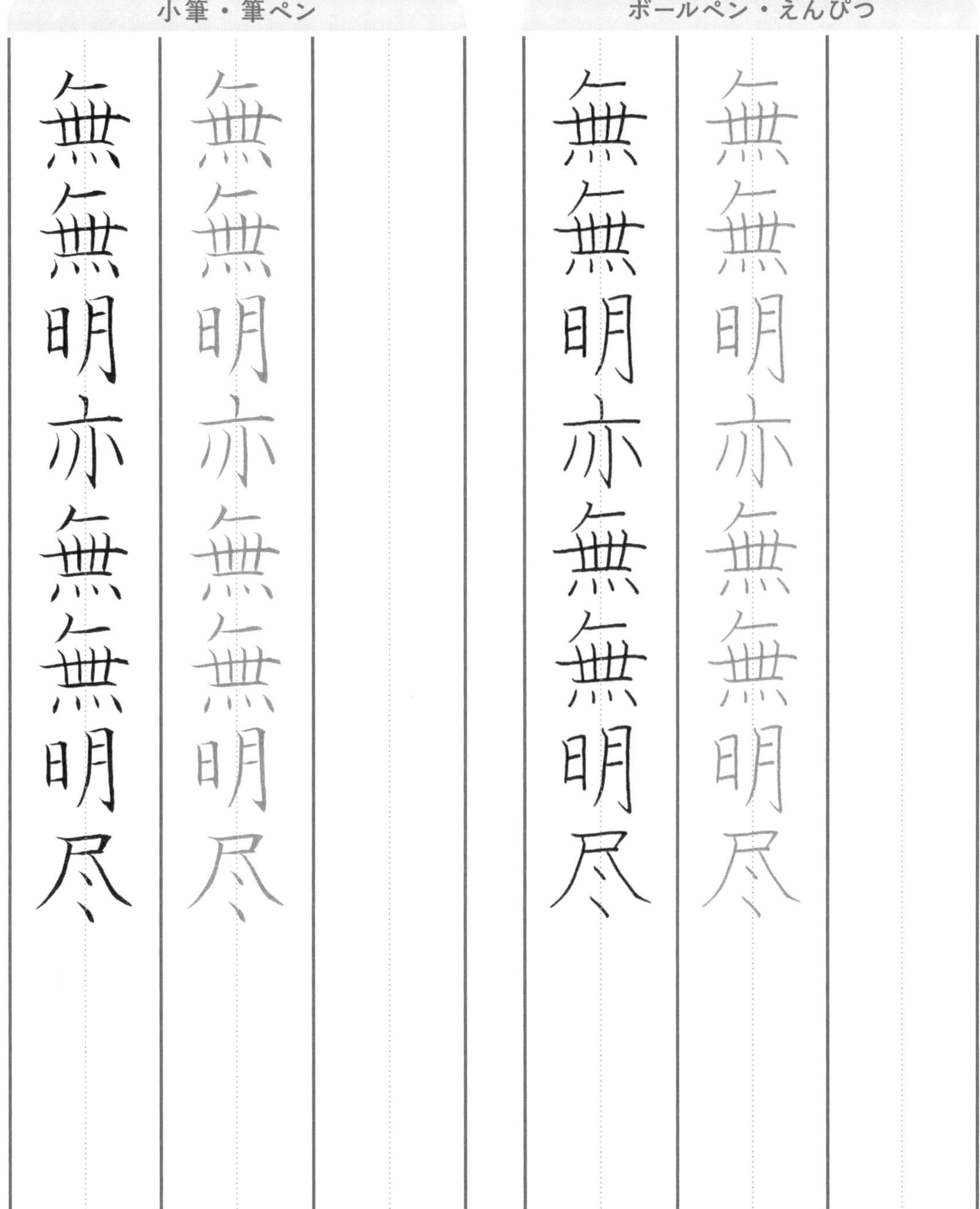

言葉の意味　◎無明…智慧がない状態、無知、愚かであること　◎尽…尽きる、なくなる

心と身体のまめ知識

マインドフルネスのルーツは

近年、ストレスコントロールの手法として注目を浴びているのがマインドフルネスです。マインドフルネスが目指すのは、「今この瞬間だけに、注意深く意識を向ける」こと。そのルーツは禅をはじめとした仏教にあり、GoogleやFacebookなどの大企業でもマインドフルネスの研修が導入されています。写経やプチ瞑想にもマインドフルネスの効果があります。

16日目

読み方

乃至無老死　亦無老死尽

ないしーむーろうしー　やくむーろうしーじん

訳

老いや死というものもなく、また、老いや死がなくなることもありません

今日のひと言

老いや死からは誰も逃れられません。それでも人は「年を取りたくない」「死にたくない」と願い、老いや死を恐れます。しかし、般若心経によれば、老いや死はなく、一方で、老いや死がなくなることもないのです。大切なのは、老いや死への執着を手放すこと。いきなり手放すのが難しければ、まずは、「○○しなければいけない」「△△であるべきだ」という思い込みを捨てることからはじめてみましょう。思い込みは不平不満やストレスを招きます。もっと肩の力を抜いて生きていいのです。

今日のプチ瞑想

汚い場所こそきれいに保とう

トイレ掃除、できればやりたくないものです。でもだからこそ、会社であれば企業風土が、ご家庭であればその家の暮らしぶりが、トイレに現れるのではないでしょうか。一番汚れる場所をきれいに保っていられるのは、ていねいに生きている証です。嫌々やるのではなく心を込めて。心をみがいているつもりで瞑想しながら行いましょう。

年　月　日　気持ち

年　月　日　気持ち

小筆・筆ペン

乃至無老死亦無老死尽

乃至無老死亦無老死尽

ボールペン・えんぴつ

乃至無老死亦無老死尽

乃至無老死亦無老死尽

言葉の意味

◎乃至…〇〇から△△まで（15日目の「無無明　亦無無明尽」を受けています）
◎老…老い、年をとること

覚えておきたい書の話

華麗で優美な日本の装飾経

日本の写経で「装飾経」と呼ばれる大変美しい写経があります。平安時代の貴族文化を反映した華麗で優美な写経です。料紙という装飾を施した紙や金銀や砂子を用いるほか、草花をはじめ鳥や蝶などの下絵に描かれた日本独自の美意識が織りなす美しい装飾経には「久能寺経」「平家納経」「竹生島経」などがあります。

17日目

読み方

無苦集滅道　無智亦無得

むーくーしゅうめつどう　むーちーやくむーとく

訳

苦しみも、その原因も、悟ることも、悟りに至るための修行というものもありません。智慧もなく、智慧から何かを得ることもないのです

今日のひと言

すべては苦であり（苦）、苦は煩悩が集まって生じる（集）。ゆえに、煩悩を消せば苦しみはなくなり（滅）、そのための智慧を得て悟るための方法が仏道（道）である――。お釈迦様はそう説かれましたが、般若心経によればこれも無です。智慧も、智慧から得ることもありません。

なんだか厳しい教えですが、悟りという目標がなければ、「悟りに達した」と慢心することもありません。智慧がなければ、智慧からなにかを得ようと見返りを求める気持ちも生まれないのです。

つらい満員電車もつり革瞑想で快適に

毎日の電車通勤が苦痛に感じられたら、つり革瞑想にチャレンジを。
①つり革につかまって呼吸瞑想（14ページ）をします。②車内と車窓に意識を向け、目に映るものを30秒観察しましょう。③目を閉じて車内と車窓の様子を頭のなかで再現します。④イメージの世界に入ります。あなたは車窓をすり抜けて空に浮かび、電車を見下ろしています。上昇は続き、ついには宇宙にたどり着きました。青い地球、無数の星が見えますか？
⑤イメージの旅を楽しんだら、一度深呼吸します。電車のなかに意識を戻し、ゆっくりと目を開けて周囲を確認します。

年　月　日　気持ち

年　月　日　気持ち

小筆・筆ペン

無苦集滅道無智亦無得

無苦集滅道無智亦無得

ボールペン・えんぴつ

無苦集滅道無智亦無得

無苦集滅道無智亦無得

言葉の意味

◎苦…生・老・病・死に起因する苦しみ　◎集…煩悩が集積して生み出される悩み・苦しみ
◎滅…苦や煩悩がなくなり悟りの境地に立つこと　◎道…悟りの境地に達するための道、修行

書いて学ぶ禅の言葉

和顔愛語

（わげんあいご）

「和顔」は穏やかな顔つき、笑顔、「愛語」は思いやりのある話し方のことです。家庭でも職場でも、自分から笑顔であいさつをしましょう。やさしい言葉で接しましょう。何かしてもらったら、感謝の気持ちを伝えてください。たとえ相手がつれない態度をとったとしても、それはそれ。あなたが気に病む必要はありません。和顔愛語は人間関係を良好にする秘訣です。

18日目

読み方

以無所得故

いーむーしょーとくーこー

訳

（智慧から得ることもないというのは）得るということが、そもそもないからです

今日のひと言

「以無所得故」の一文は、17日目に書写した「無智亦無得」とつながっているという説と、19日目の「菩提薩埵」にかかるという説があります。本書では、「無智亦無得」とつながっているという説に立って訳しています。

これまで書写してきたように、般若心経によるとすべては「空」です。確固たる存在に思える「私」も、実体はありません。実体のないものが、なにかを得ることは不可能です。ゆえに、智慧からなにかを得ることもできないのだと説いています。

今日のプチ瞑想

ペット瞑想は癒やし効果絶大！

ペットを飼っている人にぜひおすすめしたいのが「ペット瞑想」です。手のひらに意識を集中して、ペットをやさしくなでてあげましょう。犬なら、ふわふわとした毛の感触、ゴツゴツとした背骨、つるりとしたお腹、軽くしめった鼻、ぬくもりや心臓の拍動を感じてください。気づけば心のエネルギーが満タンになっているはずです。ぬいぐるみでもできますよ。

年　月　日

年　月　日 気持ち

小筆・筆ペン

以無所得故

以無所得故

ボールペン・えんぴつ

以無所得故

以無所得故

言葉の意味

◎以…手段や理由を示す。～をもって

心と身体のまめ知識

人間の脳は「無」になれない

「瞑想や坐禅では無にならないといけない」と思われがちですが、そもそも人間の脳は「無」になれないようにできています。坐禅でおなじみの警策(けいさく)（木の棒）で肩をたたく行為も、無になっていないのを戒めるのが真の目的ではありません。もともとは、「雑念が生まれました。気持ちをリセットしたいのでお願いします」と、坐禅をしている人がお願いするものなのです。

最近よく聞くHSPとは？

HSPという言葉を聞いたことがありますか？　「Highly Sensitive Person」の略で、ごく簡単に説明すると、人の感情や周囲の刺激に「敏感すぎる」「繊細すぎる」人をいいます。「気づき」と「受容性」（4ページ）のうち気づきが極端に高いため、生きづらさを感じることも多いようです。4人に1人は、HSPの傾向をもっているという説もあります。

19日目

読み方

菩提薩埵（ぼーだいさったー） 依般若波羅蜜多故（えーはんにゃーはーらーみーたーこー）

訳

菩薩（ぼさつ）は、智慧（ちえ）の完成のための修行を行っているので

今日のひと言

すべてのものは実体のない空（くう）である——。それをていねいに、くり返し説いたのが18日目までの前半部分でした。19日目からはいよいよ後半に入ります。後半は、智慧の完成を目指すとどのような変化が表れるのかを説明したパートになります。

本日書写する「菩提薩埵」は、菩薩の正式名称です。仏教では、悟りに至った人を「仏」「如来（にょらい）」、人々を救いながら悟りを求めて修行している人を「菩薩」と呼びます。般若心経に登場する観音様も、道端でよく見かけるお地蔵様も菩薩です。

今日のプチ瞑想

自己表現がもつストレス浄化効果

心理療法の一つに「箱庭療法」があります。砂の入った木箱のなかに人形などを配置してミニチュアの世界をつくるというもので、自分の心を表現することにより心を整える効果があります。

これとよく似た効果が期待できる趣味があります。小さなガラス容器の中で植物を育てる「テラリウム」と、水槽のなかに水の生態系を再現する「アクアリウム」です。小さな世界をつくり上げる行為は、自己表現そのもの。自己表現にはストレスを浄化する力があります。また、おのずと集中しますから、プチ瞑想にもうってつけです。

※伝統的な書き方では「薩」を用いますが、「薩」が書きやすければ写経の際はどちらを書いていただいてもかまいません。

年　月　日　気持ち

小筆・筆ペン

菩提薩埵依般若波羅蜜多故

菩提薩埵依般若波羅蜜多故

年　月　日　気持ち

ボールペン・えんぴつ

菩提薩埵依般若波羅蜜多故

菩提薩埵依般若波羅蜜多故

言葉の意味

◎菩提薩埵…サンスクリット語の「デーディサトバ」の音に漢字を当てはめたもの。菩薩の正式名称
◎依…〜によって、〜なので　◎般若波羅蜜多…智慧の完成

20日目

読み方

心無罣礙　無罣礙故　無有恐怖

しんむーけいげー　むーけいげーこー　むーうーくーふー

訳

心にこだわりやわだかまりがありません。こだわりやわだかまりがないので、恐れもありません

今日のひと言

心に一切のこだわりやわだかまりがなく、恐れもない――。そんな境地になれたら、生きるのがどれほどラクになるでしょう。ただ、こだわりやわだかまり、さらには妬（ねた）みそねみ、怒りといったネガティブな感情は、誰もが抱えるもの。無理やり打ち消そうとする必要はありません。私たち人間の脳は、ある考えを打ち消そうとすればするほど、その思考が強化されるようにできています。感情や思考に「いい・悪い」はありません。大切なのは、自分のなかのネガティブな感情に気づき、手放すことです。

今日のプチ瞑想

利（き）きアロマ瞑想で気持ちをリフレッシュ

好みのアロマオイルを３種類ほど用意しましょう。一つ香りをかいだら、自分の手の甲のにおいをかいでリセットします。毎回、その香りをかいで浮かんだ心の中のイメージや思考、感情を観察してみましょう。嗅覚は感情と密接に関わっています。香りに集中することで、「今ここ」をより鮮明に感じられるようになり、気持ちもリフレッシュできます。

年　月　日　気持ち

小筆・筆ペン

心無罣礙無罣礙故無有恐怖

心無罣礙無罣礙故無有恐怖

年　月　日　気持ち

ボールペン・えんぴつ

心無罣礙無罣礙故無有恐怖

心無罣礙無罣礙故無有恐怖

言葉の意味　◎罣礙…邪魔するもの、妨げるもの、こだわり、わだかまり　◎有恐怖…恐れがある状態

21日目

読み方

遠離一切顛倒夢想　究竟涅槃

おんりーいっさいてんどうむーそう　くーぎょうねーはん

訳

すべての間違った見方や夢見るような考え方から遠く離れ、心穏やかな安らぎの境地へと至ったのです

今日のひと言

人間には本来、自分がおかれている状況を客観視する「メタ認知」という力が備わっています。しかし、心身が疲れ切ってしまうとメタ認知が衰え、物事をありのままに眺める余裕を失ってしまいます。さらに、「完ぺきでなければ意味がない」と極端な思考に走ったり、小さなミスを犯しただけで「私はもうだめだ」と悲観的になったり、反対に、「自分だけは絶対に大丈夫」と過信したりします。こうした「間違った見方」や「夢見るような考え方」を手放すことで、菩薩（ぼさつ）は安らぎを得たのです。

今日のプチ瞑想

心が無になる プチプチつぶし瞑想

気泡梱包材（きほうこんぽうざい）、通称「プチプチ」をつぶして楽しんだ経験がある人は多いでしょう。プチプチつぶしもプチ瞑想になります。やり方は簡単。指の感覚に意識を向けて、プチプチをひたすらつぶすだけ。無心になれることうけあいです。ハッと我に返ったときには、イライラや不安が小さくなり、物事を客観視する余裕が復活しているに違いありません。

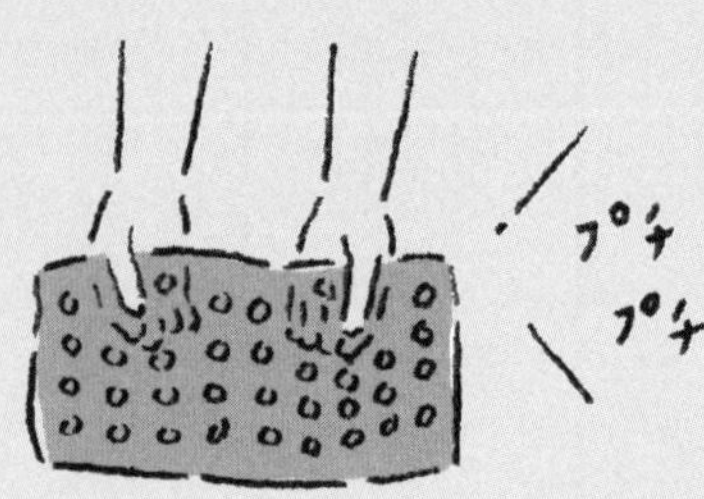

年　月　日　気持ち

小筆・筆ペン

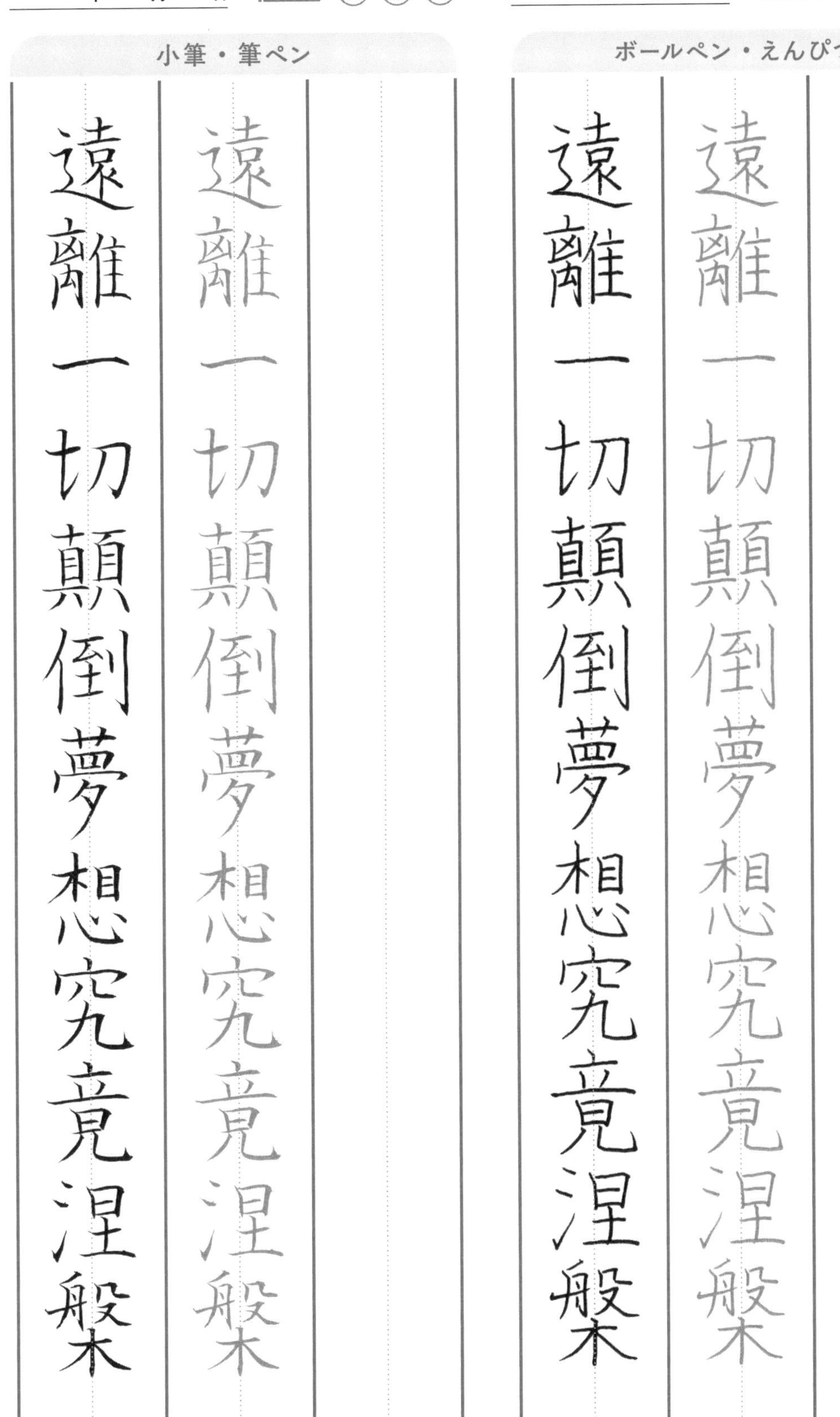

年　月　日　気持ち

ボールペン・えんぴつ

遠離一切顛倒夢想究竟涅槃
遠離一切顛倒夢想究竟涅槃

言葉の意味

◎遠離…遠く離れて　◎顛倒…間違った考え方・見方　◎夢想…夢見るような考え方・見方
◎究竟…究める、達する　◎涅槃…煩悩や執着がなくなった、心穏やかな安らぎの境地

22日目

読み方

三世諸仏　依般若波羅蜜多故

さんぜーしょーぶつ　えーはんにゃーはーらーみーたーこー

訳

過去に悟りを開いた仏も、現在の仏も、これから悟りを開く未来の仏も、智慧を完成させることによって

今日のひと言

19日目から21日目にかけては、菩薩について語られたくだりを書写しました。本日から23日目までは、仏様について語られた部分を書き写します。「三世諸仏」は、過去・現在・未来に存在するすべての仏のこと。お釈迦様のほか、寺院のご本尊でおなじみの薬師如来や阿弥陀如来も含まれます。

仏教は、宗教というよりは、どう生きていくべきかという智慧（ちえ）を伝える哲学です。人は誰もがお釈迦様のように煩悩や苦しみから自由になり、心安らかになれる――。仏教ではそう考えられています。

今日のプチ瞑想

解説を読まずに作品と向き合おう

美術館を訪れたとき、作品を十分堪能する前に、あるいは鑑賞する前に、添えられた解説を読んでいませんか？　禅の教えに「不立文字（ふりゅうもんじ）」という言葉があります。言葉や文字にとらわれていては悟りは得られない、という意味です。解説という先入観なしに作品と向き合ったとき、あなたの心は何を感じるでしょうか。解説を読むのはその後にしておくのもまた一興です。

年　月　日　気持ち

小筆・筆ペン

三世諸仏依般若波羅蜜多故

三世諸仏依般若波羅蜜多故

年　月　日　気持ち

ボールペン・えんぴつ

三世諸仏依般若波羅蜜多故

三世諸仏依般若波羅蜜多故

言葉の意味

◎三世…過去・現在・未来　◎諸仏…もろもろの仏様　◎依…〜によって、〜なので
◎般若波羅蜜多…智慧の完成

23日目

読み方

得阿耨多羅三藐三菩提

とく あーのく たーらー さん みゃく さん ぼーだい

訳

このうえない、完全な悟りを得られました

今日のひと言

仏様が得られたという「このうえない、完全な悟り」がどのようなものであるか、体感できる人はそうはいないでしょう。ただ、完全な悟りを得るのは無理だとしても、自分を取り巻く世界を変えることは、実は誰にでもできるのです。

臨済宗中興の祖である白隠禅師は、「妄念で世界を見ると地獄に見え、正念で見ると極楽に見える」とおっしゃいました。妄念とはネガティブな雑念のこと、正念は物事をありのまま見ること。見方を変えれば、世界は変わります。

今日のプチ瞑想

がんばった自分を認めてあげよう

嫌なことがあったら、「がんばった瞑想」をやってみましょう。まず、「自分は○○について悩んでいる」「△△をしなければいけないのにできなかった」というように思考を分析します。次に、「悔しい」「つらい」「恥ずかしい」など、感情を短いワードで表現しましょう。続いて、体を観察します。「胸が重苦しい」「胃が締めつけられている」……。

こうして自分の今の状態を３段階で分析したら、深呼吸を１回。身体をほぐして姿勢を整え、もう一度深呼吸。最後に大きく息を吸い、吐きながら「がんばった！」といいましょう。心の中で念じるだけでもOKです。

年　月　日　気持ち

年　月　日　気持ち

小筆・筆ペン

得阿耨多羅三藐三菩提

得阿耨多羅三藐三菩提

ボールペン・えんぴつ

得阿耨多羅三藐三菩提

得阿耨多羅三藐三菩提

言葉の意味

◎得…得る　◎阿耨多羅三藐三菩提…サンスクリット語の「アヌッタラー・サムヤック・センボーディ」の音に漢字を当てはめたもの。このうえない完全な悟りという意味

書いて学ぶ禅の言葉

知足
（ちそく）

石庭（せきてい）で有名な京都の龍安寺（りゅうあんじ）には、「吾唯足知」の四文字が刻まれたつくばい（縁側のそばに置かれる手水鉢（ちょうずばち）のこと）があります。「われ、ただ足るを知る」と読み、禅語の「知足」を図案化したものです。お金や地位、ものを際限なく求めていては、心はいつまでたっても満ち足りることはありません。足りていることを知る、つまりは満足を知ることが、人生に幸せをもたらすのです。

24日目

読み方

故知般若波羅蜜多

こーちーはんにゃーはーらーみーたー

訳

そろそろすばらしさがわかってきたと思いますが、般若波羅蜜多は

今日のひと言

24日目からは、まとめのくだりに入ります。本日書写するのは、「ここまで般若心経を読んできた皆さんは、智慧（ちえ）の完成のすばらしさをおわかりだと思いますが……」と読み手に語りかける部分です。

般若心経では語られていませんが、ブッダは慈悲の心を重視しました。人が生きるうえでもっとも大事なのは、自分を大切にし、他者を思いやる慈悲の心であると説いています。そして、慈悲の心は、「空（くう）」を理解して世界と自分が一体だと感じられたとき、自然と湧き出てくるものなのです。

今日のプチ瞑想

感謝の気持ちを伝えていますか?

もし、あなたが人間関係に悩んでいるのなら、「感謝の瞑想」をやってみましょう。まず、過去にお世話になった人を思い出します。幼稚園や学校の先生、部活の先輩、学校の友だち、誰でも結構です。その一人ひとりに「ありがとう」と心のなかで伝えましょう。次に、今お世話になっている人を思い浮かべ、同じように感謝を伝えます。

「ありがとう」と思うためには、相手の行動に感謝のきっかけを見つける「観察力」が必要です。相手をよく見て、感謝の気持ちを抱き、言葉にする。その習慣が人間関係を好転させる秘訣になります。

年　月　日　気持ち

年　月　日　気持ち

小筆・筆ペン

故知般若波羅蜜多

故知般若波羅蜜多

ボールペン・えんぴつ

故知般若波羅蜜多

故知般若波羅蜜多

言葉の意味　◎故知…ゆえに知るべき　◎般若波羅蜜多…智慧の完成

覚えておきたい書の話

美しい字は正しい姿勢から

書を書く際は、机の高さはおへそと同じくらいがベスト。椅子が低いときは、座面に座布団などを敷いて高さを調整します。体はまっすぐに、肩や腕に余分な力が入らないように意識しましょう。筆を持つ手は、力を入れすぎないように。気負わず、身がまえすぎないことが大切です。一点一画をていねいに書いていけば、自然と文字も美しく書けることでしょう。

25日目

読み方

是大神呪　是大明呪

ぜーだいじんしゅー　ぜーだいみょうしゅー

訳

（般若波羅蜜多は）人知を超えた大いなる神の真言であり、あらゆるものを明らかにする真言であり

今日のひと言

昨日の「故知般若波羅蜜多」を受けて、般若波羅蜜多は「大いなる神の真言であり、物事を明らかにする真言である」と説明しています。真言はサンスクリット語で「マントラ」といい、神聖な力が宿っている言葉のことです。

言葉には不思議な力があります。ただ、大切な家族を亡くした友人を前にしたときなど、かけるべき言葉が見つからない場面もあるでしょう。そんなときは無理になにか言おうとせず、相手の悲しみに寄り添いましょう。無言が力になることもあります。

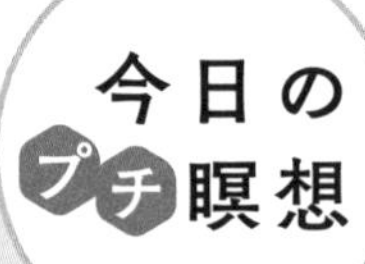

整った毎日はきれいな足もとから

「おしゃれは足もとから」「靴を見ればその人がわかる」などといわれます。足もとは外ともっとも接する部分であり、いちばん汚れやすい部分です。だからこそ、きれいにしておくことに意味があります。靴の手入れをする際は、深呼吸をしてから心を込めてケアしましょう。禅の世界でも、履きものをそろえ、足もとをきれいに保つよう、折にふれ指導されます。

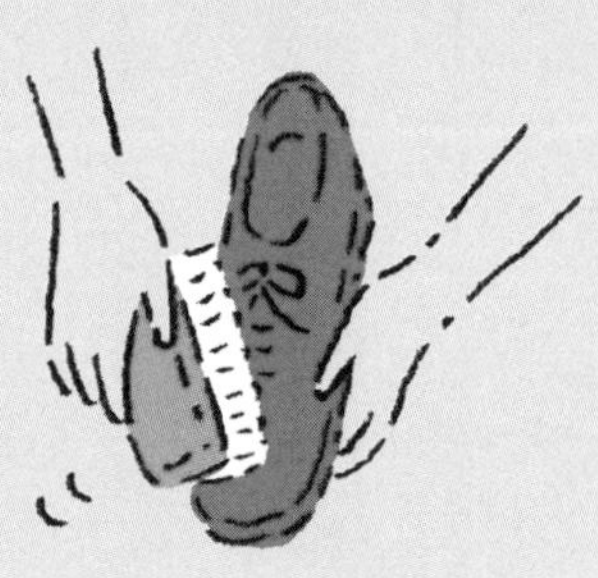

年　月　日　気持ち 　　年　月　日　気持ち

小筆・筆ペン

是大神呪是大明呪

是大神呪是大明呪

ボールペン・えんぴつ

是大神呪是大明呪

是大神呪是大明呪

言葉の意味

◎大神…人知を超えた大いなる神　◎呪…真言、仏や菩薩の教えがこもった秘密の言葉
◎大明…明るく照らす、はっきりと正しく見える

覚えておきたい書の話

書を通して先人とつながる

書道には「臨書（りんしょ）」という練習法があります。これは、古典を手本にして字を鍛錬するやり方です。ある書道の先生は、先人の書を真似て書くうちに遠いむかしが思いやられ、「連綿と続く歴史の中に自分の命がある。今、1人で生きているわけではないのだ」との気づきを得たとおっしゃっていました。写経も先人から伝えられたもの。同じような心境になれるかもしれません。

26日目

是無上呪　是無等等呪

読み方　ぜーむーじょうしゅー　ぜーむーとうどうしゅー

訳

このうえない真言(しんごん)であり、比べるもののない真言なのです

今日のひと言

昨日に続いて、般若波羅蜜多がどのような真言であるかが強調して説かれています。「無上」を辞書で引くと「最上」と同じ意味だと解説されていますが、微妙な違いがあります。無上といったとき、それよりも上のものは存在しません。最上は、ほかの何かと比べたなかでもっとも上であることを意味しています。さらに、「是無等等呪」、比べるものがないという語句が続きますから、般若波羅蜜多は、上だとか下だとか、ほかと比較してどうだとか、そういう概念の外にある尊い教えということになります。

今日のプチ瞑想

自律神経の大敵！ マンネリに打ち克つ

マンネリが続くと自律神経のゆらぎはゼロに近い状態となり、ワクワクする気持ちや好奇心が生じなくなります。「最近つまらないな」と思ったら、いつもの場所やいつもの道で、目新しいもの、心惹かれるものを探す「面白いもの探し瞑想」をしてみましょう。いつもと違う行動をしてみるのも手です。好奇心が刺激され、退屈とは無縁になります。

年　月　日 😀 🙂 ☹

年　月　日 気持ち 😀 🙂 ☹

小筆・筆ペン

是無上呪是無等等呪

是無上呪是無等等呪

ボールペン・えんぴつ

是無上呪是無等等呪

是無上呪是無等等呪

言葉の意味

◎無上…このうえない　◎呪…真言、仏や菩薩の教えがこもった秘密の言葉
◎等等…同じもの、比較できるもの

書いて学ぶ禅の言葉

無分別
（むふんべつ）

「分別をもちなさい」と叱られたことはありませんか？　しかし、仏教では「無分別」が推奨されています。分別の根底にあるのは、「他人と自分とは別々である」という考え方です。この分別の概念は、ときに人間関係に優劣や強弱をもたらします。自分と他人の違いに対するこだわりを手放し、人に対して寛容になったとき、人間関係はきっとラクになるでしょう。

27日目

読み方

能除一切苦　真実不虚

のう　じょー　いっ　さい　くー　しん　じつ　ふー　こー

訳

（般若波羅蜜多（はんにゃはらみた）という真言（しんごん）は）一切の苦しみを取り除くことができます。これは真実であり、うそ偽りではありません。

今日のひと言

本日書写するのは、般若波羅蜜多の真言にどのような力があるのかを説明する部分です。真言にはありとあらゆる、すべての苦しみを取り去る力があり、それは正真正銘真実であると書かれています。

苦しみを手放し、幸せに生きるには、「気づき」と「受容」が不可欠です。自分を俯瞰（ふかん）して今の悩みや苦しみ、考え方のくせに「気づく」。気づいたことを「よい・悪い」と判断せずに、まずはそのまま「受け入れる」。この二つができるようになると、悩みや苦しみに翻弄されずにすみます。

新鮮な気持ちになれる耳澄まし瞑想

ベランダや家の庭など、外に立って目を閉じます。耳を澄ませ、聞こえてくる音に意識を向けましょう。車が行き交う音、鳥のさえずり、子どもの笑い声、誰かが携帯電話で会話している声、風が街路樹の葉を揺らす音……。世界には音があふれていることに気づくはずです。「今ここ」に集中する。それは、一瞬一瞬を常に新鮮な気持ちで迎えることです。

年　月　日　気持ち

年　月　日　気持ち

小筆・筆ペン

能除一切苦真実不虚

能除一切苦真実不虚

ボールペン・えんぴつ

能除一切苦真実不虚

能除一切苦真実不虚

言葉の意味　◎能…できる　◎除…取り除く、取り去る　◎虚…うそ、偽り

覚えておきたい書の話

書道も柔道も禅がルーツ

書道をはじめ、茶道、華道、柔道、剣道、弓道など、日本では「道」と呼ばれる習い事・競技が古来より盛んでした。これらはいずれも、禅がルーツとなっています。「道」がつく世界でもっとも重視されるのは、勝敗でも優劣でもありません。その「道」を個人が深く探求し、終わりなき道を究めることです。自分と向き合い、自分をみがく。それが大切なのです。

28日目

読み方

故説般若波羅蜜多呪　即説呪曰

こーせつはんにゃーはーらーみーたーしゅー　そくせつしゅーわつ

訳

さあ、般若波羅蜜多の真言を唱えましょう。真言は次のようにいいます

今日のひと言

24日目から27日目にかけて、般若波羅蜜多は唯一無二の、すばらしい真言であることがくり返し強調されてきました。29日目からその真言が明らかにされますが、28日目はつなぎの部分。真言は理解するだけでは不十分で、唱える、つまりは実践するべきだと呼びかけています。

禅の世界では、行入（実践すること）が、理入（理論的な学び）と同等、あるいはそれ以上に重要だと考えられています。写経もプチ瞑想も「行入」です。まずやってみる。それが大切です。

今日のプチ瞑想

待ち時間にお手軽に！　カップ麺瞑想

忙しい日の食事はカップ麺ですませるという人もいるのでは？　カップ麺にお湯を注ぎ、タイマーをセットしたら、瞑想をスタートしましょう。まずは呼吸に集中します。次にカップ麺に意識を向けます。どんな香りがしていますか？　食べたらどんな味がするでしょうか。タイマーが鳴ったら瞑想も終わりです。おいしくいただきましょう。

年　月　日　気持ち

年　月　日　気持ち

小筆・筆ペン

故説般若波羅蜜多呪即説呪曰

故説般若波羅蜜多呪即説呪曰

ボールペン・えんぴつ

故説般若波羅蜜多呪即説呪曰

故説般若波羅蜜多呪即説呪曰

言葉の意味

◎般若波羅蜜多…智慧の完成　◎呪…真言、仏や菩薩の教えがこもった秘密の言葉
◎即…すなわち、したがって　◎説…説く、さとす　◎曰…いわく、いうには

29日目

読み方

羯諦羯諦　波羅羯諦

ぎゃーてい　ぎゃーてい　はーらーぎゃーてい

訳

往ける者よ、往ける者よ、彼岸に往ける者よ

今日のひと言

真言は言葉の響きそのものに力があり、訳してしまうと本来の力が損なわれるため、訳さないのが本来です。ただ、一般的には、右のように「往ける者よ、往ける者よ、彼岸に往ける者よ」と訳されます。もっと簡単にいえば、「前に進む者よ、前に進む者よ、彼岸を目指して前に進む者よ」といったところでしょうか。

足を一歩一歩前へと踏み出し、人生のあらゆる苦しみから解き放たれようとする――。そんな姿をイメージしながら書写してみましょう。

今日のプチ瞑想

「ルーツをたどる瞑想」で世界とつながる

いつも持ち歩いているものを一つ選んで、その来歴に想いを馳(は)せてみましょう。ハンカチなら、どこか遠くの国で綿花が咲くところから、やがて売り場に並ぶまでをイメージします。正確でなくてかまいません。次に、それが今どのように役立っているかを思い浮かべながら、心のなかで「ありがとう」と伝えてください。

ものへの感謝があると、それを扱う所作が自然とていねいになります。また、それが多くの人の手を渡って自分のもとに届いたという事実に、ありがたさや、まわりとのつながりが感じられ、温かな気持ちになれます。

※伝統的な書き方では「羯」を用いますが、「羯」が書きやすければ写経の際はどちらを書いていただいてもかまいません。

年　月　日　気持ち

小筆・筆ペン

羯諦羯諦波羅羯諦

羯諦羯諦波羅羯諦

年　月　日　気持ち

ボールペン・えんぴつ

羯諦羯諦波羅羯諦

羯諦羯諦波羅羯諦

言葉の意味　◎羯諦…サンスクリット語の「ガテー」の音に漢字を当てはめたもの　◎波羅…彼岸

書いて学ぶ禅の言葉

身心一如
（しんじんいちにょ）

体と心は一つである、という意味です。一般的には「心身一如」と書きますが、「身」が先にくるのが本来です。禅の世界では、読経や掃除、托鉢など、体を使った修行が大切にされます。これは、体を介して心の修養を積んでいるのです。アメリカの心理学者ウイリアム・ジェームズもこういっています。「楽しいから笑うのではない。笑うから楽しいのだ」と。

30日目

読み方

波羅僧羯諦（はらそうぎゃてい）　菩提薩婆訶（ぼじそわか）

はらそうぎゃーてい　ぼーじーそわかー

訳

まったき彼岸に至る者よ、幸あれ

今日のひと言

本日書写する文も、サンスクリット語をそのまま音訳したものです。「僧」の訳である「まったき」とは、「ともに」「みんなで一緒に」といった意味です。

菩提薩婆訶は一般的に「幸あれ」と訳されますが、「菩提（ぼだい）」とは、悟りの境地に達した結果、得た智慧のこと。「薩婆訶（そわか）」は、呪文の最後につける言葉で、感嘆や呼びかけの意味があります。

お釈迦様は、仲間と寄り添いながら修行されました。悟りの智慧は、一人ではなく、他者と手を取り合って歩み、得るものなのです。

今日のプチ瞑想

もし、生活そのものが瞑想になったら……

禅僧の修行の一つに「生活瞑想」があります。坐禅だけでなく、掃除や料理といった日々の営み一つひとつを集中して行い、瞑想状態になることをいいます。たとえば、掃除をしているときは「掃除の後は買い物に行って、次に食事のしたくをして」と段取りを考えたりせず、ただ掃除に専念するのです。

プチ瞑想を続けるうちに、瞑想状態になる時間が増えます。やがて生活そのものが瞑想になったら、どれほど心穏やかでいられるでしょう。瞑想には集中力を養う効果もあるので、家事や仕事によるストレスが減り、心の余裕も生まれます。

年　月　日　気持ち

年　月　日　気持ち

小筆・筆ペン

波羅僧羯諦菩提薩婆訶

波羅僧羯諦菩提薩婆訶

ボールペン・えんぴつ

波羅僧羯諦菩提薩婆訶

波羅僧羯諦菩提薩婆訶

言葉の意味

◎波羅僧羯諦　菩提薩婆訶…サンスクリット語の「パーラサン・ガテー・ボーディ・スバッハ」の音に漢字を当てはめたもの　◎僧…まったき　◎菩提…煩悩を断ち切って悟りの境地に至ること。悟りの智慧

覚えておきたい書の話

写経と坐禅 その違いとは

写経と同様に人気なのが坐禅です。どちらも「今ここ」に集中するという点は共通していますが、「書いたら終わり」という明確なゴールがある写経には、達成感を得られやすいというメリットがあります。また、文字を書くという「作業」があるおかげで、動かずじっとしている坐禅よりも雑念がわきにくいという人もいるようです。

31日目

読み方

般若心経

はん　にゃー　しん　ぎょう

訳

以上が、偉大なる「智慧(ちえ)の完成」によって悟りを得るための、心髄となる教えです

今日のひと言

般若心経は、「般若心経」の四文字で締めくくられます。初日から今日まで書き写した文字は276文字。すべてを書き終えた今、どのような気持ちでしょうか。普段あまり書くことのない難しい漢字を一文字一文字書写するうちに、日頃の悩みや不安から切り離され、「今ここ」にひたすら集中する心地よさを感じられたのではないでしょうか。

時間があるときは、ぜひ、276文字を通しで書いてみてください。達成感の積み重ねが、あなたの自己肯定感を育みます。

今日のプチ瞑想

慈しみの瞑想で自分もいたわろう

最終日は「慈しみの瞑想」を紹介します。はじめに呼吸瞑想（14ページ）をします。次に大切な人を思い浮かべ、心の中で次のように伝えましょう。「あなたが幸せでありますように」「あなたが健康でありますように」「あなたが安全でありますように」「あなたが心安らかに暮らせますように」。しばらく続けたら、「あなた」を「私」に換えて、自分の幸せ、健康、安全、心の平和を祈ります。最後にもう一度、呼吸瞑想をします。

写経をひと通り終えたら、がんばった自分をいたわってあげる気持ちで、この瞑想をやってみてください。

年　月　日　気持ち

小筆・筆ペン

般若心経

般若心経

年　月　日　気持ち

ボールペン・えんぴつ

般若心経

般若心経

言葉の意味　◎般若…般若波羅蜜多のこと　◎心経…心髄

心と身体のまめ知識

視点の移動で自律神経を調整

目と自律神経には深い関わりがあり、遠くを見ているときは交感神経が、近くを見ているときは副交感神経が優位になります。これを利用して、パフォーマンスを上げる方法があります。遠くを見た後に、一気に視点を近くに移動させるのです。交感神経から副交感神経に瞬時に切り替えることで高い集中力を得られます。集中したいときに試してみてください。

スマホが見えると幸福度が下がる!?

中国で興味深い研究結果が発表されました。スマートフォンが視界に入ると、たとえスマートフォンを伏せて画面が見えない状態であっても、幸福度が一時的に下がるというのです。無意識のうちに注意資源がスマートフォンに割かれてしまうからかもしれません。写経をしているときは、スマートフォンは目に入らないところへ置くことをおすすめします。

【監修】

川野泰周(かわの・たいしゅう)

1980年横浜市生まれ。慶應義塾大学医学部医学科卒業。慶應義塾大学病院精神神経科、国立病院機構久里浜医療センターなどで精神科医として診療に従事。2014年より臨済宗建長寺派林香寺住職となる。近著に『会社では教えてもらえない 集中力がある人のストレス管理のキホン』(すばる舎)など多数。

【書】

三玉香玲(みたま・こうれい)

６歳より筆を持ち、京都で日本の仮名書を研究している水穂会に属して教えを受ける。現在、橋本烽玉に師事。近年はTOTO『How to WASHLET.』PVにも出演。監修・手本に『１日５分朝の「般若心経」写経手帖』、『１日５分朝の「禅のことば」練習帖』(ともにナツメ社)。文字文化に宿る日本人の感性と美意識を広く伝える。

【STAFF】

取材	小川裕子
イラスト	みやしたゆみ
本文デザイン	八月朔日英子
編集協力	有限会社ヴュー企画(佐藤友美)
編集担当	ナツメ出版企画株式会社(田丸智子)

本書に関するお問い合わせは、書名・発行日・該当ページを明記の上、下記のいずれかの方法にてお送りください。電話でのお問い合わせはお受けしておりません。
・ナツメ社webサイトの問い合わせフォーム
https://www.natsume.co.jp/contact
・FAX(03-3291-1305)
・郵送(下記、ナツメ出版企画株式会社宛て)
なお、回答までに日にちをいただく場合があります。正誤のお問い合わせ以外の書籍内容に関する解説・個別の相談は行っておりません。あらかじめご了承ください。

一日一行のなぞり書きとプチ瞑想ではじめる
自律神経を整える写経 般若心経

2020年９月１日 初版発行
2022年９月20日 第３刷発行

監修者 川野泰周
書 三玉香玲
発行者 田村正隆

発行所 株式会社ナツメ社
東京都千代田区神田神保町1-52 ナツメ社ビル1F(〒101-0051)
電話 03(3291)1257(代表) FAX 03(3291)5761
振替 00130-1-58661

制 作 ナツメ出版企画株式会社
東京都千代田区神田神保町1-52 ナツメ社ビル3F(〒101-0051)
電話 03(3295)3921(代表)

印刷所 図書印刷株式会社

ISBN978-4-8163-6894-3